뒷목을 누르면 병이 낫는다

KUBI NO USHIRO WO OSUTO BYOUKI GA NAORU
ⓒ TADASHI MATSUHISA 2010
Originally published in Japan in 2010 by Makino Shuppan.
Korean translation rights arranged through TOHAN CORPORATION, TOKYO.,
and SHINWON AGENCY CO., SEOUL.

이 책의 한국어판 저작권은 신원에이전시를 통한
Makino Shuppan.과의 독점 계약으로 도서출판 이아소에 있습니다.
저작권법에 의해 한국 내에서 보호를 받는 저작물이므로 무단전재와 무단복제를 금합니다.

약도 수술도 필요 없이 손만 이용하는 기적의 치료법

# 뒷목을 누르면 병이 낫는다

마쓰히사 다다시 (닥터 돌핀 진료소 원장) 지음 | 구현숙 옮김

이아소

**뒷목을 누르면 병이 낫는다**

초판 4쇄 발행 2022년 10월 10일

지은이_ 마쓰히사 다다시
옮긴이_ 송수영
펴낸이_ 명혜정
펴낸곳_ 도서출판 이아소

등록번호_ 제311-2004-00014호
등록일자_ 2004년 4월 22일
주소_ 04002 서울시 마포구 월드컵북로5나길 18 1012호
전화_ (02)337-0446  팩스 (02)337-0402

책값은 뒤표지에 있습니다.
ISBN 979-89-92131-55-1 13510

도서출판 이아소는 독자 여러분의 의견을 소중하게 생각합니다.
E-mail: iasobook@gmail.com

| 추천사 |

빛나는 인간으로 다시 태어날 수 있는 희망이 여기에 있다.
아쓰미 가즈히코(도쿄 대학 명예교수, 일본통합의료학회 이사장)

| 여는 글 |

나는 미국에서 오랫동안 환자에게 희망을 불어넣어주는 '닥터 호프(Dr. Hope)' 로서 활약했다.

스스로 이렇게 말하는 이유는 버젓한 의사이면서 어깨 결림, 요통, 귀 울림, 어지럼증과 같은 일상적인 불쾌한 증상과, 류머티즘 관절염, 암, 심장병, 뇌경색(뇌혈관이 막혀서 발생하는 질환), 아토피성 피부염, 교원병(세포와 세포를 잇는 결합조직에 장애가 발생한 병의 총칭)과 같은 난치병을 약이나 수술을 이용하지 않고 손만 사용하여 치료할 수 있는 '특별한 능력' 을 가지고 있기 때문이다.

"손으로만?"

"혹시 초능력을 말하나?"

이와 같은 의문을 품는 사람도 있을 것이다. 당연한 말이지만 나의 능력은 초능력이 아니다. '이상한 세계' 의 이야기도 아니다. 하지만 여러분이 지금까지 알고 있던 '상식' 으로 판단했을 때 대단히 이상한 일처럼 여겨질 수도 있다.

그러나 나는 이것이 21세기 새로운 의료의 대표적인 형태라고 생각한다.

나는 게이오 기주쿠 대학 의학부를 졸업한 뒤, 정형외과 의사로서 10년 동안 대학병원과 몇 군데 종합병원에서 근무를 했다. 그 뒤 미국으로 건너가 이 '특별한 능력'을 익혔다.

미국에서 근무했던 곳은 애리조나 주 피닉스에 있는 클리닉이다. 피닉스는 사막의 오아시스 같은 도시로, 1년 내내 날씨가 좋고 파란 하늘과 선인장에 둘러싸인 매우 살기 좋은 곳이다. 이 도시 변두리에 위치한 클리닉에는 여러 가지 질환과 증상들로 고통 받는 환자들이 미국 전역에서뿐만 아니라 해외에서도 모여들었다.

앞에서 이야기한 바와 같이 나는 약을 전혀 사용하지 않는다. 수술도 하지 않는다. 단지 목에서부터 허리에 이르는 등뼈에 손을 댈 뿐이다.

정확히 말해서 쓰다듬거나 강하게 누르는 것은 아니다. 갓 태어난 갓난아기부터 100세 가까운 노인에 이르기까지 손을 사용하여 치료한다. 시술 시간은 겨우 4~5분이지만, 치료를 받으면 난치병으로 괴로워하던 사람들이 점차 회복되는 것을 경험하게 된다.

어느 날 존경하는 모교의 은사님이 피닉스에 있는 나의 진료실을 방문했다. 그런데 병색이 짙은 얼굴로 걸음도 비틀거리며 들어오시는 것을 보고 깜짝 놀랐다. 비뇨기학 분야의 권위자인 T교수는 세계적으로도 유명한 분으로, 나도 대학 다닐 때 그의 강의를 들은 적이 있었다. T교수는 당시 뉴욕 의과대학 교수로 취임하여 미국에서 체류 중이었다.

"마쓰히사 군, 도와주게. 목에 문제가 생겨 걸을 때도 비틀거리기 일쑤고, 손끝이 저려서 팔을 제대로 움직일 수가 없네. 주치의는 수술밖에 방법이 없다고 하는데 어찌하는 게 좋을지 모르겠군."

T교수는 간신히 걷고는 있지만, 다리 근력이 많이 약해진 데다 저리기까지 해서 얼마 걷지 못하고 비틀거렸다. 손가락까지 저려 물건을 제대로 잡지 못하는 상태였다.

이것은 경추증성 척수증이라는 목 질환의 증상이다. 경추(척추의 목 부분)에는 척수라는 신경다발과 신경근이라는 신경이 지나가는데, 정형외과에서는 경추의 변형으로 인해서 이 신경이 압박을 받으면 이런저런 증상이 나타난다고 말한다. T교수의 경우 증상이 심해서 그대로 방치하면 척수에 심각한 문제가 발생할 수도 있기 때문에 즉각 수술할 것을 권했던 것이다.

그러나 정형외과 의사로서 솔직히 말하면, 경추증성 척수증 수술은 성공률이 그다지 높지 않다. 워낙 위험한 수술이라 수술 자체는 성공해도 수술로 인한 데미지(전문용어로는 침습(侵襲)이라고 한다)로 오히려 수술한 뒤에 고통스러워하는 환자들이 많다. T교수 역시 그런 사실을 잘 알고 있기에 나에게 상담하러 온 것이었다.

나는 당연히 수술을 반대했다. 굳이 그런 위험한 수술을 하지 않고도 증상을 개선할 방법이 있기 때문이다.

나는 T교수의 목 뒤를 손으로 만져본 다음, 세심하게 손의 힘을 조절하면서 제1경추(경추에서 제일 위에 있는 추골)를 눌러가며 치료를 실시했다. 이것은 정말 한순간의 일이었다.

"신기하군, 이렇게 멀쩡히 걸을 수 있다니. 손이 저리던 것도 좋아졌네."

T교수는 치료를 마치자 진료실 안을 힘차게 걸으면서 감탄 어린 목소리로 말했다. 조금 전까지 비틀비틀 불안하게 걸었다는 사실이 거짓말 같았다.

"아직 완치된 건 아닙니다. 앞으로 점차 좋아질 겁니다."

나는 교수님에게 이렇게 말했다.

초능력이 아니라면 내가 시술하는 치료법은 도대체 무엇일까?

슬슬 내막을 공개하겠다. 이 치료법은 '정체된 신경'을 해소시켜 신경이 자유롭게 흐를 수 있도록 해준다. 정확하게 말하면 신경 흐름에 이상이 생긴 부위를 바로잡아주는 것으로, '간스테드 카이로프랙틱'이라 한다.

'간스테드 카이로프랙틱'에 대해서는 제1장에서 기세히 설명할 것이므로 우선 여기에서는 명칭만 잘 기억해두기 바란다.

나의 이런 테크닉을 이상한 능력으로 오해하는 사람도 있을 것이다. 그러나 카이로프랙틱은 세계 최고 수준으로 알려진 미국 의료계에서도 인정한 치료법이다.

현재 간스테드 카이로프랙틱을 최고 수준으로 시술할 수 있는 사람은 세계에서 몇 명 되지 않으며, 나는 그중 한 사람이다.

나는 2009년 간스테드 카이로프랙틱의 실력이 최고임을 나타내는 '간스테드 카이로프랙틱 앰버서더'라는 칭호를 수여받았다. 미국 간스테드 세미나에서는 간스테드 카이로프랙틱을 시술하는 닥터의 능력을 몇 등급으로 나눠서 인정하고 있다. 간스테드 카이로프랙틱 앰버서더는 가장 등급이 높다. 현재 이 칭호를 갖고 있는 사람은 나를 포함하여 전 세계에 3명밖에 없으며, 본고장 미국 출신이 아닌 사람으로는 내가 유일하다.

앞에서 잠깐 언급했듯이 피닉스는 무척 살기 좋은 곳이다. 나는 간스테드 닥터로서 내가 생각하는 이상적인 의료를 이곳에서 펼쳐 나가려 했다. 그런데 아버지가 갑작스럽게 돌아가시는 바람에 영주권 취득을 눈앞에 두고 포기해야 했다. 10년간의 미국 생활을 정리하고 2008년 12월에 일본으로 돌아왔다.

현재 나의 진료소는 바다와 산이 있고 치유의 공기가 넘치는 가나가와 현의 옛 도읍지였던 가마쿠라에 있다. '가마쿠라 닥터 돌핀 진료소'를 거점으로 하여 희망을 잃은 혹은 점차 희망을 잃어가고 있는 사람들을 도와서 희망을 되찾아주는 것이 나의 사명이 되었다.

가마쿠라에 새 진료소를 열고 얼마 되지 않았을 때 한 젊은 엄마가 생후 3개월 된 딸아이를 데리고 왔다.

"선생님, 도와주세요."

그녀는 아는 사람 소개를 받고 나고야에서 가마쿠라에 있는 나의 진료소까지 찾아왔다고 한다.

아이를 살펴보니 얼굴부터 발끝까지 온몸이 새빨갛게 붓고 짓물러 있었다. 아토피성 피부염이었다(13쪽 사진① 참조).

젊은 엄마는 나를 찾아오기 전에 먼저 피부과에 아이를 데려가 진찰을 받았다고 한다. 그런데 스테로이드제(부신피질 호르몬 약제)로 치료한다는 말을 듣고 걱정되어 나를 찾아온 것이었다.

그 젊은 엄마의 판단은 옳았다. 스테로이드제는 확실히 효과가 뛰어나서, 꽤 중증인 아토피성 피부염이라 해도 이 약을 사용하면

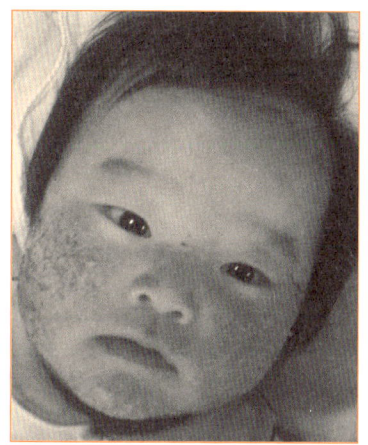 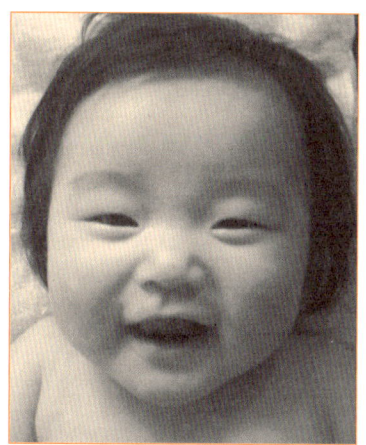

**사진①** 초진 시, 아토피로 온몸의 피부가 짓물러 있었다

**사진②** 막힌 신경을 풀어주었더니 한 달 뒤에 피부가 깨끗해졌다

바로 피부에서 붉은 기운과 부기가 사라진다. 하지만 어릴 때 스테로이드제를 사용하면 평생 아토피로 고생해야 한다. 그뿐만이 아니라 피부에 여러 가지 트러블이 생겨 피부가 상하거나, 천식 같은 병에 걸려 아이가 병약해지는 경우도 있다.

약을 사용하는 것은 대중요법(병의 증상을 완화시키기 위한 치료법)에 지나지 않는다. 스테로이드제는 치료는커녕 면역력(몸 안에 병원균이 침입해도 발병하지 않도록 막아주는 힘)을 떨어뜨리기 때문에 오히려 또 다른 질병에 노출되어 몸의 상태가 악화되기도 한다.

나는 아이의 막힌 신경을 해소시켜 자연치유력을 높여주는 시술을 실시했다. 체내 여러 기관들이 최고의 상태로 기능할 수 있도록 만들어주면 병은 자연스럽게 낫는다.

이 아이의 치료는 총 3회, 3일 동안 연속으로 실시했다. 약을 전혀 사용하지 않았음에도 아기의 피부는 점점 좋아졌다. 한 달 뒤에는 아기 엄마가 '매끄럽다'고 표현할 정도로 피부가 깨끗해졌다(사진② 참조).

참고로 2006년 4월 12일 피닉스에서 태어난 내 아들은 지금까지 한 번도 예방접종을 받은 적이 없다. 병원에 다닌 적도 없다. 신경이 막힌 부위가 있을 때마다 내가 풀어주기 때문에 언제나 건강하게 생활하고 있다.

열이 나도, 설사를 하거나 습진이 생겨도 갓난아기에게 약을 사용해서는 안 된다. 이런 증상은 원래 몸에 필요한 것들이다. 억지로 고치려 할 필요가 없다. 만약 신경이 막히지만 않았다면 이런 증상이 나타나도 곧 정상으로 회복된다.

오히려 갓난아기일 때 약을 사용해서 이런 증상을 억지로 멈추게 하면 아이가 허약해진다. 개인적으로 현재 청소년에게 많이 발생하는 여러 가지 심신질환이나 문제는 어릴 적에 약을 사용해서 생기는 것이 아닌가 하는 생각이 든다.

이것은 아이의 질환에만 국한된 것이 아니다. 성인의 심장과 위장질환에도, 암이나 마음의 병에도 마찬가지다. 우리 몸이 지니고 있는 면역력 및 자연치유력을 이끌어내서 세포와 장기가 자연스럽게 활동할 수 있도록 만들어주는 것이 중요하다. 그렇게 하기 위한 가장 빠른 방법은 우리 몸에 내재된 힘이 발휘될 수 있도록 신경의 흐름을 정상으로 되돌려주는 것이다.

아이의 웃는 얼굴을 잘 보기 바란다. 보는 사람까지도 즐거워지는 기분 좋은 웃음이 아닌가. 이것이 바로 내가 추구하는 '희망'이다.

아마도 여러분은 막힌 신경을 풀어주는 일이 '초능력은 아닐지 몰라도 너무 전문적이어서 아무나 흉내 낼 수 있는 일이 아니다'라고 생각할 것이다. 그러나 결코 그렇지 않다. 누구나 할 수 있다.

당연히 나와 똑같이 할 수는 없지만, 내 설명을 이해한 뒤에 편견 없이 열린 마음으로 실천하면 여러분에게도 놀랄 만한 기적이 일어날 것이다. 그 특별한 테크닉을 이 책에서 소개하려 한다.

나는 여러분에게 희망을 찾아주는 닥터 호프다. 만약 여러분에게 불가능한 일이라면 이 책을 쓰는 의미가 없지 않겠는가.

이 책을 읽기 전에 한 가지 당부할 게 있다. 아무쪼록 이 책을 읽는 동안 회의적인 마음, 부정적인 사고, 비판적인 시선은 갖지 말기 바란다.

내가 앞으로 여러분에게 전하고자 하는 것은 새로운 에너지의학(Energy Medicine)의 세계다. 순수한 마음으로 다시 한 번 우리의 몸과 마음에 대해 생각해보자. 결코 어려운 이야기가 아니다. 오히려 어려운 이론 따위는 필요 없다. 편안하고 즐거운 마음으로 읽어주기 바란다. 그리고 실천해보기 바란다.

그러면 나와 함께 희망과 기적의 문을 열어보도록 하자.

마쓰히사 다다시

## 차례

추천사 아쓰미 가즈히코(도쿄대학 명예교수, 일본통합의료학회 이사장) • 5

여는 글 • 7

### 1장 약도 수술도 필요 없는 치료법

'신경의 흐름'이 '건강의 원천'이라는 사실은 의학 기본 원리 • 23
약으로 병을 고칠 수 없다 • 27
막힌 신경을 풀어준 뒤 나머지는 몸에 모든 것을 맡긴다 • 30
의사에게 홀대받는 증상과 질환 • 34
새로운 의학과의 우연한 만남 • 37
"카이로프랙틱만은 포기하지 않아" • 41
카이로프랙틱이란 • 44
간스테드 카이로프랙틱의 길 • 48
참된 모습은 아름답다 • 54
3대에 걸친 정통 에너지 • 59

### 2장 병의 원인은 '막힌 신경'에 있다

사경(斜頸)의 통증이 그 자리에서 사라지고 3일이면 완치된다 • 69
닥터 라라에게 승낙을 받다 • 74
세도나에서의 체험 • 77

가장 중요한 것은 '치유' · 81
생명 에너지의 통로를 깨끗이 한다 · 83
간스테드 카이로프랙틱에 관한 두 가지 오해 · 86
뼈가 비뚤어지거나 어긋나도 반드시 고칠 필요는 없다 · 88
어저스트먼트는 뇌의 재교육 · 92
간스테드 카이로프랙틱은 질환에 제한을 두지 않는다 · 95
정체된 신경을 풀어주자 임신한 아내 · 98
자신의 몸은 스스로 지켜야 한다 · 102

## 3장 뒷목을 눌러서 병을 고치는 핀포인트 요법

건강해지는 것만큼 쉬운 일은 없다 · 107
잘못된 생활습관과 마음가짐이 신경의 흐름을 방해한다 · 110
마법의 지팡이는 '목'에 숨어 있다 · 113
경추 구조와 구성 · 116
제1경추는 신경의 총괄자 · 119
핀포인트 요법 · 125
좋아진 모습을 이미지화하면서 실시한다 · 133

## 4장 뒷목을 눌러서 병을 이긴 사람들

교원병으로 인한 간경변증이 개선되면서
간기능 수치와 류머티즘 인자가 호전되었다 • 137

척추협착증으로 인한 장딴지 통증과
간헐적 파행증이 호전되어 수술을 피할 수 있었다 • 143

이비인후과에서 치료를 포기한 현기증이 6개월 만에 치유되고
높았던 혈압도 기준치로 내려갔다 • 150

변형성슬관절증으로 인해 15년 동안 고생했던
무릎 통증이 완화되어 지팡이 없이도 걸을 수 있게 되었다 • 156

뇌출혈 후유증으로 뼈 마디마디가 아프던 증상이
한 달 만에 완화되어 정상적으로 걸을 수 있게 되고 혈압도 안정되었다 • 161

맺는 글 • 167

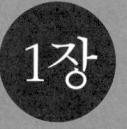

# 약도 수술도
# 필요 없는 치료법

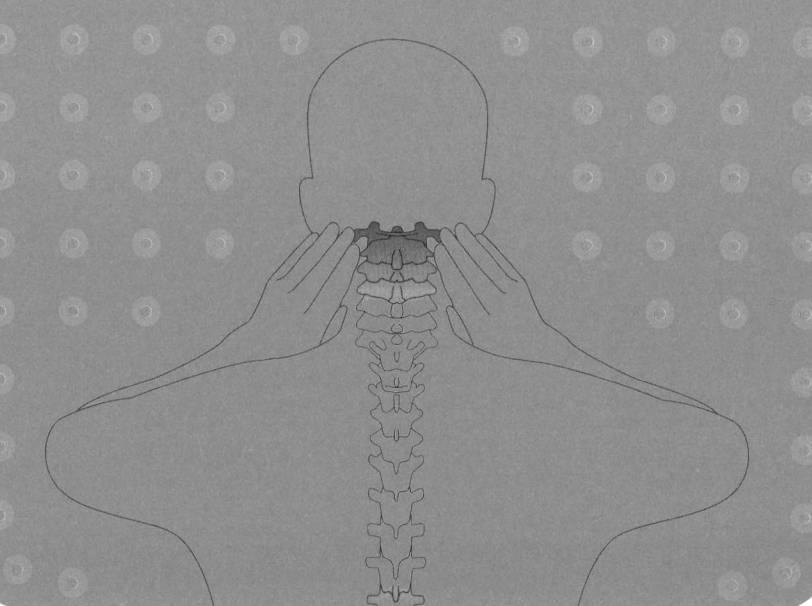

## '신경의 흐름'이 '건강의 원천'이라는 사실은 의학의 기본 원리

우리는 일상생활에서 생명과 관련된 매우 중요한 것들을 종종 가볍게 보는 경향이 있다.

예를 들어 공기가 그렇다. 공기가 단 몇 분만 사라져도 인간은 생존하기 어렵다. 하지만 일상생활에서 이처럼 소중한 공기의 존재에 대해 신경 쓰는 사람이 과연 몇이나 될까?

물 역시 마찬가지다. 3일 동안 물을 마시지 못하면 인간은 생명을 유지하기 어렵다. 하지만 수도꼭지를 틀면 너무 쉽게 물을 얻을 수 있기 때문에 대부분의 사람은 물이 우리 몸에 미치는 중요성에 관심을 기울이지 않는다.

'신경의 흐름'에 대해서도 마찬가지다.

온몸에 퍼져 있는 신경은 뇌에서 내리는 명령을 몸의 각 기관에 전달하는 기관으로, 그 중심이 되는 것은 척추 안을 통과하는 신경이다. 이 신경의 흐름이 원활해야만 심장, 폐, 위, 내장과 더불어 혈관, 근육 등 장기와 조직이 순조롭게 활동할 수 있다(25쪽 그림 참조).

신경은 온몸의 장기를 순조롭게 움직이게 하고 그 모든 활동을 조절한다. 이것은 생명을 유지하기 위한 가장 기본적인 의학 원리이며, 이 사실을 부정하는 의학자는 한 명도 없을 것이다. 만약 신경의 흐름이 완전히 끊어진다면, 모든 장기의 활동은 멈출 것이며 인간은 단 몇 분도 생존할 수 없다.

여러분은 자신의 몸에서 신경이 막혀 흐름이 원활하지 못한 부위가 어디인지 반드시 알고 있어야 한다. 실제로 이런 현상이 우리 몸에 종종 발생하기 때문이다.

안타깝게도 대부분의 사람들은 '신경을 압박하는 상태'에 대한 인식이 부족하다. 신경의 흐름이 중요하다는 사실은 잘 알고 있으면서도, 그 흐름이 원활하지 못한 상태에 대해서 고민하는 사람은 드물다.

왜 이런 중요한 사실을 깨닫지 못하는지 안타까울 따름이다. 신경이 정체되어 그 흐름이 원활하지 못하면 뇌에서 내린 명령이 각

## 신경과 몸의 관계

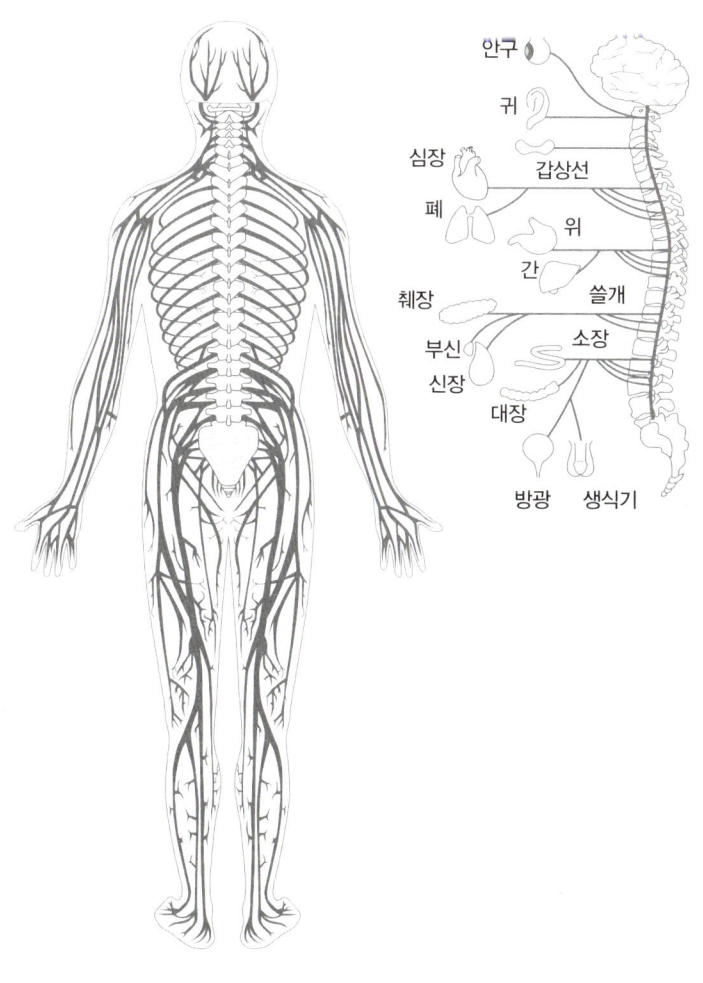

장기에 제대로 전달되지 않는다. 그러면 장기들은 정상적으로 활동하지 못하게 되고 그로 인한 증상이 우리 몸에 나타나게 된다. 예를 들어 결림이나 통증, 현기증, 냉증, 불면증과 같은 불쾌한 증상들은 우리 몸의 이상을 알려주는 경고다.

말할 것도 없이 이와 같은 에너지가 정체된 상태는 생명에 좋지 않다. 그것이 원인이 되어 질환이 발병하기도 한다. 심장병, 뇌경색, 암, 당뇨병, 알레르기 질환 같은 대부분의 질병은 생명 에너지가 정체되어 발생한다.

나 역시 의학을 공부한 사람으로, 어떤 증상과 질병의 원인에 대해서 여러 가지 설명이 가능하다는 사실을 잘 알고 있다. 하지만 현대의학 의사들처럼 어렵게 생각할 필요가 없다. 애초에 세포나 장기가 건강하게 활동하면 몸에 불쾌한 증상들이 나타나지 않으며 질병 역시 생기지 않는다. 세포나 장기가 건강하게 활동하지 못하는 상황이 벌어지기 때문에 각종 질병이 생기는 것이다.

## 약으로 병을 고칠 수 없다

사람들은 대개 의사에게 진찰을 받은 다음, 병명을 알고 마지막으로 약을 처방받으면 안심한다. 하지만 그런다고 해서 병이 낫는 것은 아니다. 대부분의 약은 대증요법약이다.

극단적으로 말하면 근본적인 치료가 아닌 표면적인 증상을 치료하는 것일 뿐이다. 수술도 마찬가지다. 당장은 약으로 증상을 완화한 뒤, 약과 수술로 허약해진 환자가 본인의 자연치유력으로 낫기를 기다리는 것일 뿐이다. 이것을 환자는 치유로 오해하고 있다. 그렇다면 약이나 수술을 거치지 않고 바로 자연치유력을 발휘하도록 하는 것이 옳지 않을까?

병원에서 처방하는 약이나 수술이 대증요법에 지나지 않는다는 사실은 현대의학에서 정확한 병명을 붙이지 못하는 상황이 벌어질 때 단적으로 드러난다.

최근에 이런 일이 있었다. 40대 여성인 S씨는 처음 목의 통증 때문에 내 진료소를 찾아왔다. 문진을 한 다음 S씨의 몸을 살펴보는데 대단히 기묘한 증상이 눈에 들어왔다. 왼쪽 집게손가락이 하얗게 변해 있었고 나무토막처럼 딱딱하게 굳어 있었다. 그 손가락은 곧게 펴진 채 조금도 구부려지지 않았다.

보기에도 이상해서 S씨에게 물어보았더니 다음과 같이 대답했다.

"이렇게 된 지 벌써 1년이 다됐어요. 손가락이 마치 쇠막대기처럼 뻣뻣하게 굳어서 여기저기 병원에 가봤지만, 원인도 알 수 없고 정확한 병명도 모르겠다고 하더라고요. 꼭 치료를 원하면 수술밖에 방법이 없다고 하는데, 그렇게 해도 나을 확률은 낮다고 해서 치료를 포기했어요."

손가락이 하얗게 변한 것은 혈액 순환이 극도로 나쁘기 때문이고, 나무토막처럼 딱딱해진 것은 관절이 굳었기 때문이다.

S씨의 상태를 수술로 치료한다면, 관절이 있는 부분을 열어서 근육과 힘줄(근육과 뼈를 연결하는 결합조직)을 잇고, 관절포(관절을 싸고 있는 조직)를 살짝 잘라 굳어진 근육을 느슨하게 만들어주어야

한다. 그러나 이 수술은 실패할 확률이 높아서 의사들도 적극적으로 권하지 않는다. 그래서 S씨는 치료를 포기한 것이다.

나 역시 이런 증상은 처음 보았기 때문에 병명을 붙일 수 없었다. 하지만 나에게 병명은 별로 중요하지 않다. 나는 신경의 흐름을 방해하는 것, 즉 질병과 증상을 유발하는 근본적인 원인에만 관심을 기울이기 때문이다(구체적인 치료법에 대해서는 뒤에서 상세히 설명하겠다).

S씨의 경우 막힌 신경을 풀어서 그 흐름을 원활하게 만들어주었으나 한 번의 치료로는 굳은 손가락이 낫지 않았다. 2~3일 뒤 한 번 더 치료를 하자 뻣뻣했던 손가락이 차츰 부드러워졌다.

그러자 S씨가 갑자기 울음을 터뜨렸다.

"선생님, 아파서 우는 게 아니에요. 너무 기뻐서 우는 거예요."

그 뒤 다섯 번 정도 더 치료를 하고 나자, S씨는 집게손가락을 반 정도 구부릴 수 있게 되었고, 혈색도 원래 상태를 회복했다.

## 막힌 신경을 풀어준 뒤
## 나머지는 몸에 모든 것을 맡긴다

혈압이 높은 환자에게 현대의학에서는 대개 강압제(혈압을 내리는 약)를 처방한다. 대부분의 환자는 이것을 당연하게 받아들이고 있으나, 사실 몸에 대단히 부자연스러운 일이다.

약효가 나타나는 동안에는 혈압이 내려가지만, 고혈압의 근본적인 원인이 해결되는 것은 아니기 때문이다. 그 증거로 고혈압 환자들은 평생 강압제를 복용해야만 하는 바람직하지 못한 상황에 놓이게 된다.

다시 말해 약을 복용하는 것은 병을 치료하는 것이 아니라, 몸을 억지로 증상에 맞춰 조절하는 것이므로 다른 신체 부위에 부담을 줄 뿐이다.

이런 경우 나는 먼저 신경에 막힌 부분이 없는지 확인한다. 원래 정상이어야 할 혈압이 상승하는 것은 혈관이 긴장해서 지나치게 수축하기 때문이다. 신경의 흐름은 혈관 수축에 큰 영향을 미친다. 신경이 방해 없이 뇌의 명령을 정상적으로 전달하면 애초에 이와 같은 문제는 발생하지 않는다.

실제로 고혈압 환자의 막힌 신경을 정상으로 되돌려 흐름을 원활하게 해주면, 혈관의 활동이 활발해져서 혈압이 자연스럽게 내려간다. 지금까지 혈압약을 먹지 않아도 될 만큼 호전되는 사람을 자주 보았다.

원래 병을 치료하는 데 약이나 수술은 필요 없다. 앞에서 이야기한 바와 같이 우리 몸에는 스스로 병을 치료하는 힘이 내재되어 있기 때문이다.

몸 안에 있는 자연치유력에 맡겨두면 건강에 대해서 걱정할 필요가 전혀 없다. 가령 암이라 해도 마찬가지다. 신경의 흐름이 원활하면 면역력이 완벽하게 작용하여 백혈구의 일종인 내추럴킬러 세포(Natural Killer Cells)가 암세포를 공격하는 동시에 유전자의 발현(유전자 정보가 형체로 표현되는 것)이 호전되기 때문이다.

65세 남성인 C씨는 암 치료를 위해 벌써 6개월 넘게 나의 진료소를 다니고 있다. 그는 처음에는 전립선암을 치료하기 위해서 호르몬요법을 받았다. 하지만 종양표지자(Tumor Marker, 체내에 암세포의 존재를 나타내는 물질)의 한 종류인 PSA 수치가 전혀 내려가지 않자 나의 치료를 시험 삼아 받아보기 시작했다.

나에게 치료를 받은 지 한 달 만에 C씨의 PSA 수치는 기준치(5ng/mℓ 이하)까지 내려갔고, 전립선암은 거의 치유되었다 해도 좋을 만큼 상태가 호전되었다.

그런데 다른 병원에서 검사를 받다가 이번에는 신장암에 걸렸다는 사실을 알게 되었다. 신장암은 새롭게 발병한 것이 아니라, 뒤늦게 발견된 것이어서 의사는 당장 수술받을 것을 권했다.

C씨는 바로 결단을 내리지 못하고 나의 진료소를 다니며 수술을 받을지 말지 망설였다. 그리고 3개월이 지난 뒤 재검사를 받게 되었다. 그런데 그사이에 더 커졌으리라 예상했던 신장암의 크기가 전과 거의 비슷한 상태였다. 꾸준히 내 치료를 받은 덕분에 암의 진행이 멈춰 있었던 것이다.

암이 커지지 않은 것에 놀란 의사는 "이 크기라면 수술이 가능하다"며 C씨를 강력하게 설득했다. 나는 C씨에게 "이대로 치료를 계속하면 암의 크기가 더 작아질 수 있다"고 말했지만, C씨는 결국 수술을 받기로 결정했다.

내 입장에서는 암이 호전되고 있는 상황에서 수술을 선택한 것이 무척 안타까웠다. 하지만 치료에 대한 최종적인 선택은 어디까지나 환자의 몫이다. 환자가 납득하여 정한 것에 내가 왈가왈부할 필요는 없다.

수술을 받은 C씨는 신경의 흐름이 충분히 정상으로 회복된 덕분인지 무척 흥미로운 결과가 나왔다.

보통 암수술을 받고 나면 몸이 쇠약해지고, 항암제로 인해 면역력이 크게 저하되며 체력 역시 뚝 떨어진다. 그래서 보통 3주 동안은 입원을 해야 한다. 그런데 C씨는 면역력이 강하고 체력도 문제가 없어서 1주일 만에 퇴원할 수 있었다. 주치의도 "이렇게 빨리 회복되는 경우는 처음"이라며 혀를 내둘렀다고 한다.

이와 같이 신경의 흐름이 좋아지면 수술한 뒤에도 회복이 빠르고, 약의 부작용도 줄어든다. 참고로 C씨가 퇴원한 뒤에 다시 검사를 받은 결과 암 재발의 징후는 전혀 보이지 않았으며 전립선암도 완전히 치유되어 있었다.

## 의사에게 홀대받는 증상과 질환

어깨 결림은 중고등학생들이 많이 시달리고 있는 증상 중 하나다. 그러나 어깨 결림은 병원에 다녀도 말끔하게 '완치' 되기 어렵다. 고작 근이완제(근육을 풀어주는 약)나 습포제를 처방하는 게 '치료' 의 전부가 아닌가 싶다. 대부분의 의사는 어깨 결림 증상을 완화해 줄 뿐이지, 근본적인 원인을 해결하지 못하거나 혹은 해결해주지 않는다.

이와 같이 '의사가 나 몰라라 하는' 증상이나 질병이 많이 있다. 그렇다면 의사라는 직업은 무엇을 위해 존재하는 것일까?

최근 '섬유근통증' 이라는 병이 문제가 되고 있다. 이 질환은 온몸의 근육이 아픈 병인데, 류머티즘 관절염처럼 관절을 변형시키지는 않는다. 그럼에도 통증이 극심해서 일상생활에 지장을 줄 정도다.

선유근통증이 문제가 되는 이유는 두 가지다. 첫 번째는 정확한 치료법이 없다는 것이고, 또 하나는 의사가 이 병에 대해서 잘 이해하지 못하고 있다는 것이다. 병명조차 모르는 의사도 많이 있다.

나의 진료소에도 선유근통증 환자가 찾아온 적이 있다. 34세 여성인 N씨는 몸 수십 군데에서 통증을 느끼고 있었다. 통증이 너무 심해서 조금만 건드려도 비명을 지를 정도였다. 여러 병원에 가보았지만 낫지 않아 마지막으로 찾아온 곳이 나의 진료소였다.

N씨가 진료실에 처음 방문했을 때 그녀의 모습은 무척 고통스러워 보였다. 어린아이처럼 한 걸음 한 걸음 좁은 보폭으로 더디게 걷다 보니 환자 전용 의자에 앉기까지도 상당한 시간이 걸렸다. 도와주기 위해 몸에 손을 대면 몹시 고통스러워해서 도와줄 수도 없었다.

그러나 난치병이라 해서 좌절할 필요는 없다. N씨와 같은 경우에도 신경의 흐름을 원활하게 해주면 자연스럽게 좋아지기 때문이다. 처음에는 주 2회 정도 통원치료를 받았으나, 회를 거듭할수록 통증이 줄어들어 주 1회로 통원치료 횟수를 줄였다. 그 무렵 N씨는 거의 보통 사람들처럼 걸을 수 있게 되었다. 3개월 뒤에는 2주에 한 번 정도 통원치료를 받게 되었으며, 이때는 거의 정상으로 돌아온 상태였다. 사람들은 N씨의 회복을 '기적'이라고 말했다.

간혹 선유근통증에 우울증 치료제인 항울제나 정신안정제를 처방하는 경우가 있는데, 의사들은 정확한 원인을 모르는 질환에 이런 약을 사용하는 경향이 있다. 그것은 참으로 어처구니없는 일이다. 원인을 모르는 병일수록 막힌 신경을 풀어주어 신경의 흐름을 좋게 해줄 필요가 있다. 그러면 N씨와 같이 자연스럽게 치유된다.

이것은 난치병에 국한된 것이 아니다. 앞에서 이야기한 어깨 결림을 비롯해 요통, 관절통, 귀 울림, 어지럼증, 두통과 같은 일상생활에서 느끼는 불쾌한 증상 모두에 해당한다.

## 새로운 의학과의 우연한 만남

나의 지나온 여정에 대해 이야기해보겠다.

앞에서 언급한 바와 같이 나는 대학병원을 비롯한 종합병원의 정형외과에서 10년 동안 외래진료와 수술을 담당했다. 하지만 의사로서의 사명을 다하려면 할수록 허무함을 느꼈다.

수술을 성공적으로 마쳤다 해도 그것은 일시적으로 좋아졌을 뿐 진정으로 병이 완치된 것이 아니기 때문이다. 약물 치료의 경우는 증상을 표면적으로 완화시키는 것에 지나지 않으며, 효과가 좋은 약일수록 부작용이 커서 환자를 고통스럽게 했다.

나는 초등학교 때 의사가 되기로 결심했다. 의사가 되어 사람들의 병을 고쳐주고 싶었기 때문이다.

그래서 대학 의학부에 입학했을 때 얼마나 기뻤는지 모른다. 아픈 사람을 도울 수 있는 최고의 의학을 공부할 수 있으리라 기대했다.

그런데 의사가 되어 많은 임상을 반복하는 동안 의학의 무력함을 뼈저리게 느꼈다.

60조 개의 세포로 이루어진 인간의 몸은 기계와 비교할 수 없을 만큼 정교한 구조로 되어 있다. 그것은 완벽한 창조성과 조화로 가득한 신이 만든 작은 우주다. 이러한 몸에 위험한 작용을 하는 약물이나 수술로 병을 고치려고 하는 것이 현대의학의 근본적인 실수다.

정교한 구조로 이루어진 우리 몸은 문제가 생겨도 원래 가지고 있는 정교한 힘에 맡겨두면 자연스럽게 좋아진다. 이것이 내가 의사로서 얻은 마지막 결론이다.

내가 정형외과 의사로서 가장 관심을 가졌던 부분은 뇌에서 내린 명령을 척추를 지나 온몸에 있는 각각의 장기까지 전달해주는 신경이었다. 이 신경의 흐름이 원활하면 각 장기는 뇌의 명령에 따라 정상적으로 움직일 터이고, 결국 우리 몸은 건강한 상태를 유지할 수 있으리라는 생각이 들었다.

의사가 되고 7년쯤 지났을 때였다.

"형, 미국에는 카이로프랙틱이라는 훌륭한 치료법이 있어."

동생이 이런 사실을 알려주었다.

카이로프랙틱. 지금 떠올려보면 이것은 신기한 울림을 가진 단어다. 적당한 표현을 찾기가 어렵지만, 나에게는 무언가 새로운 가능성을 간직한 대단히 매력적인 단어로 들렸다.

카이로프랙틱 이론과 그 기술은 캐나다에서 태어난 미국인 대니얼 데이비드 파머가 1895년에 확립했다. 이 의학의 특징은 약물을 사용하지 않고 수기(手技)만으로 '막힌 신경'을 바로잡음으로써 신경의 흐름을 원활하게 해주어 자연치유력을 극대화한다는 것이다.

나는 호기심에 카이로프랙틱에 대해서 자세히 알아보았다. 그러자 조사하면 할수록 그 매력에 빠져들게 되었고, 결국에는 미국으로 가서 카이로프랙틱을 배우겠다는 결심을 하기에 이르렀다.

하지만 그 결심을 실행에 옮기기까지는 3년이란 시간이 필요했다. 몇 가지 어려운 문제를 해결해야 했기 때문이다. 먼저 비용이 문제였다. 하지만 이것은 저축한 돈과 추가로 대출을 받으면 어떻게든 해결할 수 있는 문제였다.

가장 힘든 것은 주위 사람들의 이해를 구하는 일이었다. 내가 무슨 생각을 하는지 잘 모르겠다는 반응이 대부분이었다. 당시 나는 서른네 살로, 의사로서 이제 막 왕성한 활동을 시작하려는 시기였으니 그럴 만도 했다. 그런 중요한 시기에 지금까지의 모든 경력을 버리고, 어떻게 될지 알 수 없는 새로운 의학에 몸담으려는 내가 무척 답답하게 보였을 것이다.

사람들은 의사라는 직업을 매우 귀중하게 생각하는 듯하다. 나는 몇 번이나 가족회의를 열고 아내와 부모님, 그리고 장인, 장모님에게 나의 생각을 전했다. 가족들은 쉽게 동의하지 않았지만 나는 포기하지 않고 그들을 설득했다.

결국 반대하던 가족들도 내 결정을 받아들였다. 나의 열의가 너무 강하다 보니 어쩔 수 없이 포기한 것일지도 모른다. 그때는 무언가가 원하는 일을 하라고 내 등을 떠밀고 있는 듯한 느낌이 들었다.

## "카이로프랙틱만은 포기하지 않아"

아내와 가족은 나를 이해해주었다 해도 의사 세계에서는 나의 계획을 '미친 소리'로 받아들였다. 미국으로 건너가 카이로프랙틱을 배우려 한다고 선언하자 동료들은 모두 나를 외면했다. 나의 계획이 말도 안 되는 일로 보였던 것이다.

그들은 무엇보다 카이로프랙틱이라는 단어에 놀랐다.

"최첨단 의학을 배우는 의료현장에서 하필 카이로프랙틱이라니!"

이렇게 한탄하는 소리가 들리는 듯했다. 오해를 두려워하지 않고 굳이 말한다면 일본의 엘리트코스를 밟고 있는 의사들에게 카이로프랙틱은 웃음거리에 지나지 않았다.

1999년 하버드 대학교 의학부 관련 병원과 보스턴 로즈메디컬 센터에서 인공관절 수술 연수를 막 마쳤을 때였다. 그런 최신 의학 지식을 익힌 내가 과학적 근거가 빈약한 것으로 알려져 있는 카이로프랙틱(미리 말해두지만 그것은 정말이지 오해다)을 배우겠다는 선언은 그야말로 청천벽력 같은 말이었다.

"자네가 그렇게 미국에 가기를 원한다면 하버드나 존스 홉킨스(미국 최고의 의과대학)로 유학을 보내주겠네. 그러니 카이로프랙틱은 그만두게."

내 은사인 정형외과 주임교수는 이렇게 말하며 나를 말렸다. 지금 생각해도 정말 감사한 일이다.

그러나 교수님은 내가 한번 말을 꺼내면 절대 뜻을 굽히지 않는 고집스러운 성격을 잘 알고 계셨다. 결국에는 나의 의지가 확고한 것을 알아채시고 포기하듯 말씀하셨다.

"가고 싶다면 가게. 그러나 자네는 파문이야!"

나는 이 말을 "남자가 말을 꺼냈으면 끝까지 해내라"라는 고마운 충고로 받아들였다. 그리고 2000년 아내와 함께 미국으로 건너갔고, 그해 9월에 사우스캘리포니아 건강과학대학(로스앤젤레스 카이로프랙틱 대학)에 입학했다.

당시 주임교수는 현재 미에 대학의 학장인 우치다 아쓰마사 선생님이었다. 나는 그때 우치다 선생님에게 파문당하지 않았다. 10년 뒤 내가 귀국하자 우치다 선생님은 후임 교수를 통해서 나에게 특별강의를 의뢰하셨다. 나는 100명이 넘는 의사 앞에서 간스테드 카이로프랙틱 사상(자세한 내용은 나중에 설명하겠다)에 대해 강의를 했다. 늦었지만 이런 자리를 만들어주신 우치다 선생님의 넓은 마음에 진심으로 감사드린다.

## 카이로프랙틱이란

　이와 같이 꿈을 좇아 난관을 극복한 이야기를 들으면 사람들은 무언가 감동적인 결말을 떠올릴 것이다. 그러나 현실은 그렇게 호락호락하지 않았고, 미국에 가서도 나의 고생은 계속되었다.

　그중에서도 영어의 벽은 나를 무척 힘들게 했다. 영어로 진행되는 수업을 전혀 알아들을 수 없었다. 농담을 듣고 다른 사람들은 웃는데 나만 알아듣지 못해 혼자 멀뚱하게 있곤 했다. 해부학과 생리학 수업도 영어를 이해하지 못해서 도대체 무슨 말을 하는지 알 수가 없었다. 서른넷에 본토 영어를 익히는 것은 불가능한 일인가라는 생각까지 들었다.

　그런데 영어가 귀에 익숙해지자 이번에는 더 심각한 문제에 부딪혔다. 그곳에는 내가 추구하는 진정한 카이로프랙틱이 없었다.

사우스캘리포니아 건강과학대학에서 가르치는 카이로프랙틱은 내가 진정으로 추구하던 것이 아니었다. 그 사실을 1년 반이 지난 뒤에야 깨달았다. 일이 이렇게 되자 괴로운 정도가 아니라 끝이 보이지 않는 구렁텅이에 빠져들어가는 느낌이었다.

원래 카이로프랙틱은 미국에서 생겨난 것으로 약을 전혀 사용하지 않고 주로 손으로만 시술하는 수기요법이다. 그리스어로 카이로는 '손'을, 프랙틱은 '기술'을 뜻한다. 카이로프랙틱은 말 그대로 '수기(手技)'라는 의미다.

1890년대에 민간요법사로 아이오와 주 데이븐포트에서 개업한 D. D. 파머는 어느 날 우연히 자신의 진료실에서 일하는 청소부의 척추를 손으로 바로잡아줌으로써 난청을 치료하는 데 성공했다.

예부터 척추를 교정하여 다양한 통증과 불쾌한 증상들의 근본적인 원인을 치료하는 수기요법은 동양뿐만 아니라 서양에서도 행해졌다. D. D. 파머는 사물의 본질을 꿰뚫어보는 안목으로 뇌에서 등뼈로 통하는 신경의 흐름을 정상화하는 것에서 착안하여, 수기요법을 다듬고 이론화해서 카이로프랙틱이라는 수기요법을 확립했다.

앞에서 이야기한 바와 같이 현대의학의 의료 행위는 대부분 대

중요법인 데 비해 D. D. 파머가 창시한 카이로프랙틱은 질환을 근본적으로 치료하는 수기요법이다.

　카이로프랙틱은 증상과 질병의 근본적인 원인(신경이 막힌 부위)을 찾아내고, 그곳을 어저스트먼트(adjustment, 교정: 카이로프랙틱에서는 치료의 의미로 쓰인다)하여 신경의 흐름을 정상으로 되돌려서 환자가 심신의 건강을 회복하고 유지할 수 있도록 돕는 것을 목적으로 한다.

　카이로프랙틱은 이렇게 훌륭한 치료법이다. 그런데 미국에서 카이로프랙틱을 공부하다 보니 현대의학의 영향을 받으면서 카이로프랙틱이 본래의 정신과 목적에서 멀어졌다는 사실을 깨닫게 되었다.

　이것은 어디까지나 미국의 경우다. 일본에도 카이로프랙틱이라 불리는 치료법이 있으며 최근에는 훌륭한 교육기관도 생겼으나, 대부분 D. D. 파머와 관계가 없다. 내가 말하는 카이로프랙틱은 미국의 카이로프랙틱을 의미한다는 사실을 기억해두기 바란다.

　일본에서는 인정받지 못하고 있으나 정식 카이로프랙틱은 국제적으로 인정받고 있는 의료 행위다. WHO(세계보건기구)도 그 효과를 인정하여 카이로프랙틱학회를 후원하기도 하고 공동으로 학술서를 출간하기도 한다.

북미에는 17개에 달하는 카이로프랙틱 전문대학이 있으며, 수준도 상당히 높다. 입학 조건은 대학교 혹은 전문대학을 졸업한 사람으로서, 의무적으로 대학에서 2년 동안 교양 과정을 이수한 사람만이 입학할 수 있다. 입학한 뒤에는 의학부와 마찬가지로 기초의학과 임상의학을 혹독하게 공부해야 한다. 그래서 미국에서

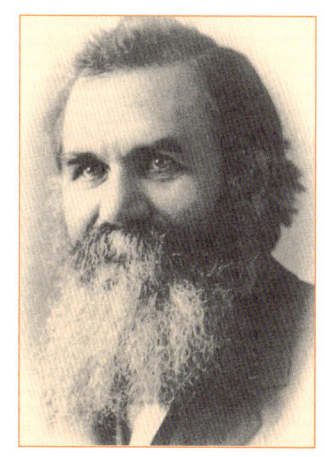

카이로프랙틱 이론과 기술을 확립한 D. D. 파머

는 의사들에게 인정받을 만큼 지위가 높아졌으나, 동시에 카이로프랙틱을 시술하는 카이로프랙터가 '의사화' 되는 병폐도 생겨났다.

다시 말해서 현재 미국의 카이로프랙틱은 지나치게 현대의학에 가까워지는 바람에 D. D. 파머가 주창하는 카이로프랙틱 본래의 길에서 벗어났다고 할 수 있다. 조금 더 덧붙이자면 D. D. 파머의 묘기에 가까운 어저스트먼트 기술이 점점 잊히고 있다. 나는 미국의 이런 상황에 크게 낙담하고 말았다.

## 간스테드 카이로프랙틱의 길

"카이로프랙틱 공부를 시작하면, 두 번 다시 정형외과 세계에는 발을 들여놓을 수 없을 거야."

일본을 떠날 때 주위 사람들에게 이런 말을 들었다. 이제 와서 예상과 다르다고 되돌아갈 수는 없었다. 무엇보다 여기서 약한 소리를 하면 나를 믿고 이곳까지 함께 와준 아내나 나를 따뜻하게 배웅해준 부모님에게 면목이 서지 않는 일이었다.

2002년 11월 나는 과감히 아이오와 주 데이븐포트에 있는 D. D. 파머가 설립한 '파머 카이로프랙틱 대학'으로 전학하기로 했다. 파머 카이로프랙틱 대학에서는 D. D. 파머의 철학을 기초로 한 본래의 카이로프랙틱을 교육한다는 사실을 알았기 때문이다.

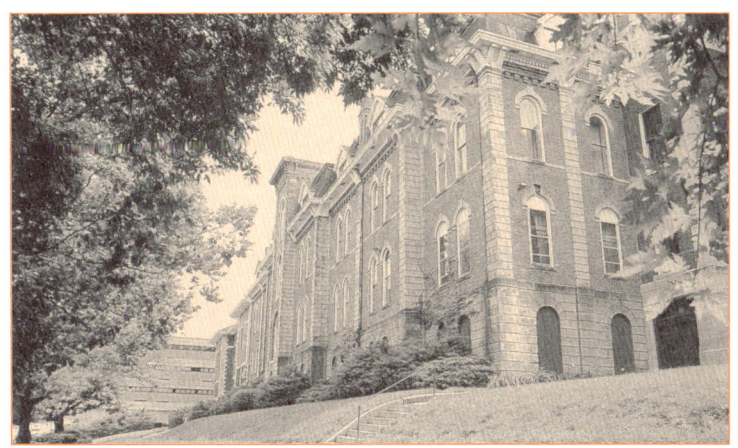
전학을 간 파머 카이로프랙틱 대학

　미국의 승인을 받은 카이로프랙틱 대학에서는 카이로프랙틱 닥터(Doctor of Chiropractic: D. C.)라는 학위와 카이로프랙틱 교육평의회에서 인정한 커리큘럼을 제공한다. 이것은 어느 대학이나 공통된 사항이다.

　그러나 대학에 따라서 카이로프랙틱이 지향하는 방향이 다르다. 역시 자유를 존중하는 미국답다는 생각은 들었지만, 이것은 카이로프랙틱에 커다란 혼란을 초래했다. 많은 카이로프랙터들은 무엇이 진정한 카이로프랙틱인지 알 수 없게 되었다. 무척 안타까운 상황이 아닐 수 없다.

　친구들이나 가족들은 이런 사정을 이해하지 못했기 때문에 나의 갑작스러운 전학을 이상하게 생각했다.

"도대체 저 녀석은 무슨 생각을 하는 거지?"

보통 4년이면 졸업할 수 있는 과정을, 굳이 학교를 옮기는 바람에 6년 가까이 걸렸으니 그렇게 생각하는 것도 무리는 아니었다.

그러나 사람들이 뭐라 하든 나는 나의 길을 걸을 수밖에 없었고, 그 결과 카이로프랙틱에서 본류인 '간스테드 카이로프랙틱'을 만나게 되었다. '간스테드 카이로프랙틱'은 D. D. 파머의 철학을 계승하여 그 기술을 발전시킨 진정한 카이로프랙틱이다.

여기에서 말하는 간스테드 카이로프랙틱은 클라렌스 셀마 간스테드라는 탁월한 카이로프랙터가 완성한 카이로프랙틱 시스템을 말한다. 혼란에 빠진 미국 카이로프랙틱계에서 D. D. 파머의 전통을 충실하게 계승한 유일한 카이로프랙틱이라는 의미로 그의 이름을 붙여 간스테드 카이로프랙틱이라고 부르게 되었다.

D. D. 파머의 제자인 올슨에게 카이로프랙틱을 배운 클라렌스 간스테드는 아이오와 주 데이븐포트에 있는 파머 스쿨(현재 파머 카이로프랙틱 대학)에서 B. J. 파머(D. D. 파머의 아들로 카이로프랙틱을 크게 발전시켰다)에게 카이로프랙틱 원리를 배웠고, 1923년에 학위를 수여받았다.

간스테드 카이로프랙틱에서 주목해야 할 점은 D. D. 파머와 B.

J. 파머의 가르침을 충실하게 지켜 기술을 발전시켰다는 것이다. 올슨은 그의 기량을 크게 징찬했다. 그가 얼마나 훌륭한 어저스트먼트 기량을 가지고 있는지는, 그에게 치료받으려는 환자들이 해마다 늘어나서 결국 클리닉을 확장한 것에서도 짐작할 수 있다.

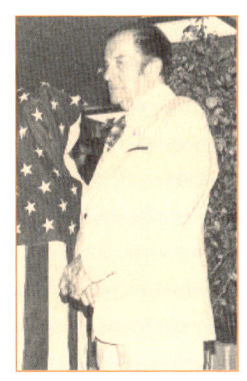

간스테드 카이로프랙틱의 창시자 클라렌스 간스테드

간스테드는 아이오와 주 마운트호렙(Mount Horeb)이라는 작은 마을에 자신의 클리닉을 열었다. 은행 건물 맨 위층에서 시작한 그의 클리닉은 밀려드는 환자들로 인해 미어터질 지경이 되었고, 결국 1939년에 마운트호렙 다운타운으로 이전하여 4개의 어저스트먼트룸과 엑스레이 촬영실, 문진실로 이루어진 클리닉을 다시 세웠다. 덩달아 마운트호렙은 유명한 마을이 되었고 환자들은 닥터 간스테드의 치료를 받기 위해 먼 길을 마다하지 않고 찾아왔다.

원래 클리닉의 확장에는 큰 욕심이 없었던 닥터 간스테드는 다음과 같은 말을 했다.

"만약 카이로프랙틱으로 환자들에게 올바른 어저스트먼트를 하고 있다면 사무실에 앉아 있을 틈이 없다. 나는 사무실을 좋게 꾸

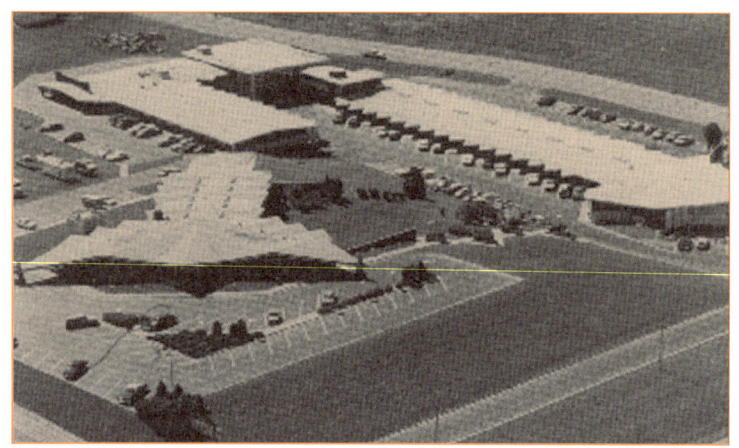

마운트호렙의 간스테드 카이로프랙틱 클리닉

미기보다 환자들에 대해 고민하는 편이 좋다."

그러나 클리닉의 발전은 계속되어, 1962년 새롭게 확장한 간스테드 카이로프랙틱 클리닉이 마운트호렙 변두리에 세워졌다. 이곳의 면적은 약 5565제곱미터로, 11개의 어저스트먼트룸을 비롯하여 최신 장비를 갖춘 검사실, 엑스레이 촬영실, 104석의 대기실과 세미나가 가능한 200석이 넘는 회의실, 강의실이 3개를 갖추고 있으며, 이 건물 옆에는 커다란 숙박시설까지 마련되어 있었다.

이 시설은 카이로프랙틱 역사상 가장 큰 클리닉이다. 바야흐로 환자들이 미국뿐만 아니라 먼 해외에서도 찾아오게 되었다. 치료의 질이 뛰어나다 보니 현대의학에서 포기한 환자들이 많이 모여

들었다. 의사들 역시 닥터 간스테드의 치료 효과를 인정하여 환자들에게 이곳을 소개하는 일이 많았다.

　미국에서 가장 유명한 의료기관 중 하나인 메이요 클리닉에서도 많은 환자가 찾아왔다. 메이요 클리닉은 클리블랜드 클리닉과 함께 미국 의료계에서 쌍벽을 이루는 병원이다.

## 참된 모습은 아름답다

미국 카이로프랙틱 대학의 학생들은 놀라운 정도로 열심히 공부한다. 거의 매주 시험을 보고, 교수가 내주는 산더미 같은 과제물을 제출해야 한다. 졸업반 학생들은 대학 부속 클리닉에서 임상실습을 해야 하기 때문에 좀처럼 긴장을 풀 틈이 없다.

대학을 졸업하면 카이로프랙틱 닥터라는 칭호를 수여받지만, 개업하기 위해서는 국가고시(National Board)와 주고시(State Board)를 통과해야 한다. 그래서 카이로프랙틱 대학에 입학한 이상 아무리 싫어도 공부를 해야만 한다.

그러나 의사 경력 10년인 나에게는 그런 학교 생활이 부족하게만 느껴졌다. 학교에서 아무리 열심히 공부를 한다 하더라도 막상

의료 현장에서 사용할 수 있는 것은 많지 않았기 때문이다. 솔직히 말해서 대학에서의 공부는 국가시험을 통과하기 위해 지식을 쌓는 것에 불과하다.

제대로 된 간스테드 닥터가 되기 위해서는 대학 수업으로는 부족하다. 좀 지나친 표현일지 모르겠지만, 미국의 카이로프랙틱 대학만 졸업하면 일류 카이로프랙터가 될 수 있다고 믿는 사람이 있다면 그는 '풋내기 의사'다. 나는 대학에서 받는 수업을 충분히 소화한 다음, 외부에서 열리는 간스테드 카이로프랙틱 세미나에 꾸준히 참석하여 실질적인 기술을 습득하기 위해 노력했다.

새로 이사한 아이오와 주 데이븐포트에서 간스테드 카이로프랙틱의 성지로 불리는 마운트호렙이 비교적 가깝다는 사실은 큰 행운이었다. 차로 왕복 다섯 시간이 걸리는 거리였지만, 마운트호렙에 있는 간스테드 카이로프랙틱 클리닉에 부지런히 다녔다. 그곳에는 내 모든 것을 건 꿈이 있었기에 직접 다닐 수 있다는 사실이 너무 기뻤다.

마운트호렙에서 지켜본 닥터 알렉스 콕스의 어저스트먼트는 나에게 놀라움과 기쁨을 안겨주었다. 그것은 한마디로 충격이었으며, 내가 그토록 오랫동안 찾아 헤매던 해답이 바로 그곳에 있었다. 간스테드 테크닉의 창시자인 간스테드는 1989년에 사망했지만, 그의 수제자인 알렉스 콕스가 간스테드 클리닉에서 스승에게 뒤지지 않는 훌륭한 기량으로 세미나를 주최하고 있었다.

그 세미나에서 나는 수많은 기적을 목격했다. 닥터 알렉스의 어저스트먼트를 받고 걷지 못했던 사람이 걸을 수 있게 되고, 온갖 치료를 다 받아보아도 사라지지 않던 통증이 치유되는 모습을 보았다. 그의 손을 통해 환자들의 온갖 증상이 사라졌다. 모든 것이 마치 마법과 같았다.

그 후 내가 도쿄에서 간스테드 카이로프랙틱 세미나를 주최했을 때 뇌성마비에 걸린 세 살짜리 여자아이를 데리고 온 부모가 있었다. 부모의 말에 따르면 그 아이는 일어서는 것이 불가능하다는 진단을 받은 상태였다. 많은 사람들이 보는 자리에서 내가 그 아이에게 어저스트먼트를 실시하자, 기어만 다니던 아이가 바로 일어설 수 있게 되었다. 현재 초등학생인 그 아이는 뛰어다닐 수 있을 만큼 회복되었고, 지금도 정기적으로 어저스트먼트를 받고 있다.

지금이야 이런 일이 신기할 것도 없지만, 현대의학 의사로서의 경험이 전부였던 당시에는 모든 일이 기적으로만 보였다.

내가 닥터 알렉스에게 매료되었던 이유가 또 하나 있다. 그것은 어저스트먼트하는 그의 모습이 아름다웠기 때문이다. 유명한 카이로프랙터들의 어저스트먼트를 수없이 보았지만, 닥터 알렉스처럼 아름답게 어저스트먼트하는 것을 본 적이 없다. 완성된 기술에 담긴 그것은 궁극의 미(美)라 해도 좋을 것이다. 참된 것은 아름다운 법이다.

실제로 닥터 알렉스의 어저스트먼트를 체험해보면 그의 실력이 얼마나 뛰어난지 바로 느낄 수 있다. 그가 척추를 짚어나가면 다른 카이로프랙틱 닥터와는 감각이 완전히 다르다. 닥터 알렉스에게는 그만의 특별한 세계가 있는 듯했다.

나는 주말이 되면 뛰는 가슴을 억누르며 서둘러 마운트호렙으로 달려갔다. 마치 연인을 만나러 가는 것처럼 마음이 설레었다. 진정

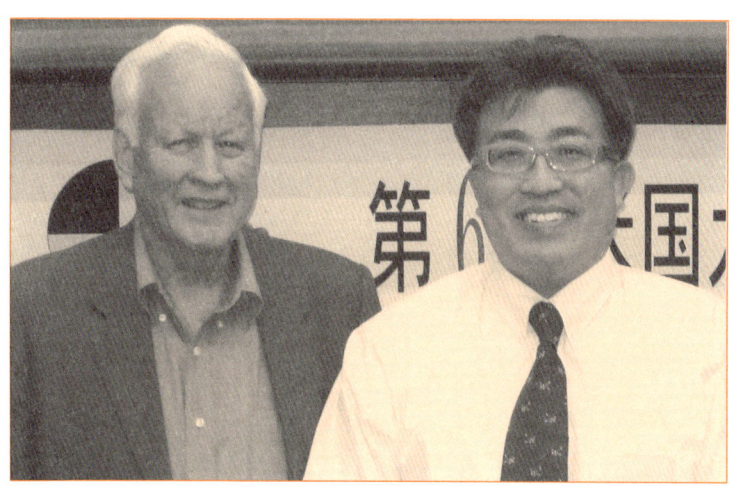

닥터 알렉스(좌)와 저자

한 카이로프랙틱 닥터가 되는 가장 빠른 방법은 진정한 전문가에게 배우는 것이라 믿었기에, 앞뒤 따지지 않고 무조건 그의 뒤를 따르기로 결심했다.

그 무렵 닥터 알렉스는 70대였지만, 그에게서는 젊고 왕성한 에너지가 느껴졌다. 그는 슈퍼닥터라고 불릴 정도로 강하고 위엄이 있는 존재여서 아직 학생에 불과했던 내가 가볍게 말을 걸 수 있는 사람이 아니었다. 그러나 닥터 알렉스는 열성적으로 세미나에 참석하는 나의 모습에 마음을 열어주었고, 특별히 자기 집에 초대해주었으며 나중에는 서로의 이름을 부를 만큼 친밀해졌다.

## 3대에 걸친 정통 에너지

 카이로프랙틱의 본고장인 미국에서도 진정한 간스테드 카이로프랙틱을 시술하는 의사는 소수에 지나지 않으며, 대부분이 그 아류에 그치고 만다. 그 정도로 현지인들도 힘들어 하는데, 외국인인 내가 다른 사람들이 하듯 공부해서는 도저히 따라잡을 수 없다는 것을 알았다. 그래서 파머 카이로프랙틱 대학의 그 어느 학생들보다 더 열심히 공부하기로 마음먹었다.

 파머 카이로프랙틱 대학에는 간스테드 카이로프랙틱 클럽의 이그제큐티브(executive)라는 상급시험이 있다. 2003년 나는 그 시험에 아시아인 최초로 합격하여, 대학을 다니면서 다른 학생들에게 간스테드 카이로프랙틱을 가르치게 되었다.

당시 미국에는 카이로프랙틱을 공부하는 학생이 몇 천 명이나 되었지만 나는 이해와 기술에서 누구에게도 뒤지지 않을 자신이 있었다. 그 정도로 나의 공부량은 다른 이들에 비해 월등히 많았다. 잠자는 시간까지 아껴가며 공부에 매달렸기 때문에 체력적으로 무척 힘들었고, 비용도 만만치 않게 들었다.

보통 유학을 가면 해당 대학 연구실에서 보조금이 나온다. 하지만 나의 경우는 보조금이 없을뿐더러 개인적으로 여러 세미나에 다니느라 이런저런 경비가 더 들다 보니, 경제적 어려움을 겪었다. 적금도 바닥이 나고 계속 대출을 받을 수밖에 없었다.

대출 금액이 점점 불어날수록 아내는 신경이 예민해졌지만, 필사적으로 공부하는 나의 모습을 보며 이해하는 수밖에 다른 도리가 없다고 생각한 듯싶었다.

"당신은 세계에서 가장 가난한 의사일지 몰라도 열정만은 세계 제일이네요."

아내는 불평을 늘어놓는 대신에 그런 말로 나를 격려해주었다.

그렇게 돈과 시간, 그리고 가능한 모든 노력을 쏟아 부은 덕분에 학업에서는 우수한 성적을 거둘 수 있었다.

미국 대학에서는 상위 성적으로 졸업하는 학생들에게 라틴어로 장려, 우수, 최우수를 의미하는 3단계의 우등증서를 수여한다. 그

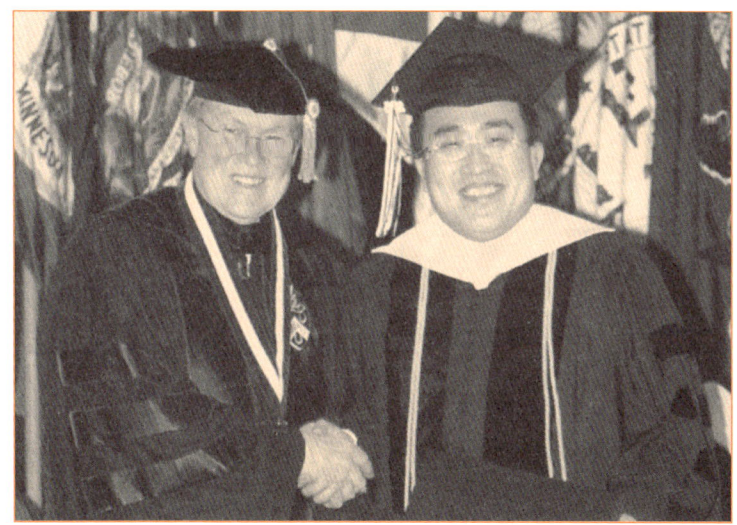

파머 카이로프랙틱 대학에서 학장상을 받았다

중 나는 최우수 졸업생에게 수여되는 '숨마 쿰 라우데(summa cum laude)'를 받았다. 학업만이 아니라 과외활동과 사회활동에서 뛰어난 공로를 세운 졸업생에게 수여하는 '학장상'도 받았다.

그러나 내가 미국에 와서 얻은 최고의 성과는 누가 뭐라 해도 닥터 알렉스를 만난 것이다. 닥터 알렉스의 내면에는 닥터 간스테드가 살고 있음을 느낄 수 있다. 그리고 닥터 간스테드의 내면에는 D. D. 파머가 살아 있다. 이 3대에 걸친 정통 에너지를 직접 접할 수 있었으니, 진정한 카이로프랙터를 목표로 하는 내게 그보다 기쁜 일은 없었다.

닥터 알렉스는 자주 나에게 이런 말을 했다.

"다다시 군, 환자를 위해 자신의 시간을 희생하는 것을 망설여서는 안 되네. 환자가 필요로 할 때는 항상 곁에 있어줘야 해. 최고 수준의 실력을 쌓아서 환자를 돕게. 돈에 대해서는 걱정할 필요가 없네. 앞에 말한 것들을 열심히 지키다 보면 돈은 저절로 따라올 걸세."

닥터 알렉스는 정말 순수한 사람으로 돈에는 전혀 관심이 없었다.

내가 마운트호렙을 찾아갔던 것은 닥터 알렉스에게 간스테드 카이로프랙틱의 초보 단계를 배우기 위해서였지만, 사실은 한 가지 더 체험해보고 싶은 것이 있었다. 그것은 바로 마운트호렙의 공기였다. 나는 닥터 간스테드가 실제로 활동했던 현장의 공기를 직접 느껴보고 싶었다.

닥터 알렉스가 '닥터 중의 닥터'라고 불릴 정도로 뛰어난 기량을 지니고 있는 것은 틀림없는 사실이며, 그가 카이로프랙틱의 일인자라는 것 역시 누구나 인정하는 사실이다. 하지만 아무리 그가 뛰어난 사람이라 해도 스승인 닥터 간스테드를 뛰어넘을 수 있는가는 별개의 문제다.

닥터 알렉스도 나에게 특별한 사람이지만, 닥터 간스테드는 그보다 더 특별한 사람이다. 아쉽게도 닥터 간스테드의 수준에 도달한 사람은 아직 없는 듯하다. 간스테드의 비디오를 볼 때마다 그런 생각이 들었다.

비디오 영상으로 남아 있는 닥터 간스테드의 어저스트먼트는 '슈퍼 아트' 그 자체다. 거의 '신기(神技)'에 가깝다고밖에 달리 표현할 말이 없다.

그가 서 있는 위치, 환자를 촉진하는 손의 각도, 허리를 구부리는 방법, 그리고 그의 시선. 어디를 봐도 완벽하고 아름다워서 흉내를 내려야 낼 수 없다.

닥터 간스테드가 은행 건물 맨 꼭대기층에서 클리닉을 운영할 때 매일 아침 7시쯤이면 그의 출근을 애타게 기다리는 환자들이 건물 밖에 긴 줄을 이루었다고 한다.

얼마 안 있어 미국 전역에서 수많은 환자들이 그에게 치료를 받기 위해 마운트호렙으로 몰려들었다. 당시 마운트호렙에는 작은 숙박시설밖에 없는 형편이라 멀리서 찾아온 사람들은 근처 환자들의 집에 머물렀다고 한다.

닥터 간스테드의 어저스트먼트 덕분에 마운트호렙이라는 작은 마을은 순식간에 유명해졌다. 과연 앞으로 이렇게 큰 영향력을 가

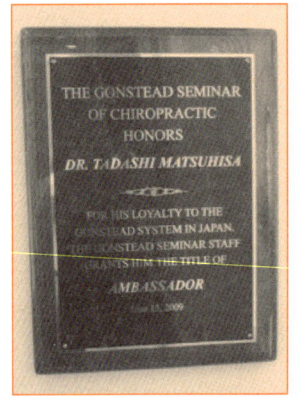

세계에서 3명만 수여받은 간스테드 카이로프랙틱 앰버서더 증서

진 카이로프랙터가 나타날까? 나는 닥터 간스테드의 비디오를 볼 때마다 북받치는 감동을 억누를 수 없었다.

"그의 어저스트먼트가 그렇게 아름다운 이유는 무엇일까?"

"그의 어저스트먼트가 많은 사람들에게 감동을 주는 이유는 무엇일까?"

나는 틈이 날 때마다 이 의문에 대해 고민했다.

닥터 알렉스도 마찬가지이지만 일류 기술은 누구도 가르쳐줄 수 없다. 그것은 이론이 아니기 때문이다. 그것은 단련된 궁극의 기술이며, 어쩌면 다른 차원의 세계를 뛰어넘어야만 습득할 수 있는 테크닉일지도 모른다.

그런데 신기한 일이 벌어졌다. 어느 순간 문득 깨닫고 보니, 지금까지 간스테드 카이로프랙틱을 통해서 배운 세계가 완전히 내 안에 자리 잡고 있었다. 이론이 아닌 감각으로 이해할 수 있었다. 몸으로 터득한다는 말의 의미가 이것인지도 모른다.

무언가가 위에서 내려온 느낌이었다. 이 깨달음은 애리조나 주

세미나에서 경험한 일이다. 다음 장에서 당시 내가 깨달았던 간스테드 카이로프랙틱의 진수를 가능한 한 이해하기 쉽게 설명하겠다. 이것은 사람이 건강하고 행복한 생활을 영위하기 위한 최고의 노하우라 할 수 있다.

실제로 그날 이후로 나의 운명과 어저스트먼트는 크게 달라졌다. 환자들이 다시 희망을 가질 수 있도록 진정한 의미로 도움을 줄 수 있게 되었다.

나중에 나는 '간스테드 카이로프랙틱 앰버서더'라는 최고의 칭호를 부여받았다. 이때의 경험이 없었다면 절대로 불가능한 일이었을 것이다.

# 2장

# 병의 원인은 '막힌 신경'에 있다

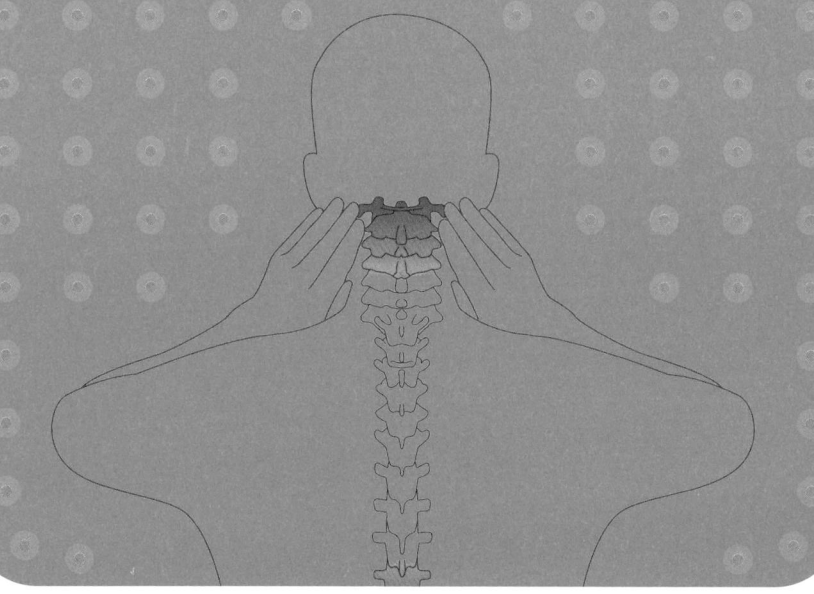

## 사경(斜頸)의 통증이 그 자리에서 사라지고 3일이면 완치된다

파머 카이로프랙틱 대학이 있는 아이오와 주 데이븐포트는 시카고에서 서쪽으로 한참 들어가야 한다. 미국에 와서 처음 살았던 캘리포니아는 백인을 찾아보기 힘들 정도로 다양한 인종이 뒤섞여 사는 이민족 사회였던 것에 비해, 데이븐포트는 전형적인 백인 사회다. 캘리포니아에서 2년 동안 생활하다가 데이븐포트로 이사했을 때 '이곳이 정말 같은 미국인가' 싶을 정도로 문화적 충격을 받았다.

1년 내내 날씨가 온화했던 캘리포니아와 달리, 데이븐포트는 기온차가 심해서 여름은 매우 덥고, 겨울은 영하 20도까지 내려가는 곳이었다. 캘리포니아와 아이오와는 하나에서 열까지 모든 것이

달랐다.

파머 카이로프랙틱 대학을 졸업한 뒤에 세 번째로 이사한 곳은 눈부신 태양과 선인장이 가득한 애리조나 주 피닉스였다. 여름에는 기온이 보통 40도가 넘고 50도 가까이 올라가는 일도 있다. 그렇다 해도 일본처럼 습도가 높지는 않아서 생활하기 편하다. 나는 땀이 많은 편인데도 이곳에서는 땀을 거의 흘리지 않는다. 겨울에도 춥지 않고 포근하며 골프장이 많아서 부자들에게 인기 있는 전형적인 리조트 지역이다. 나는 이곳의 지역 조건이 너무 마음에 들어서 영주할 계획으로 집까지 마련하였다.

피닉스로 온 것은 닥터 호세 라라가 원장으로 있는 간스테드 카이로프랙틱(클라렌스 셀마 간스테드가 완성한 카이로프랙틱 시스템) 클리닉에서 일하기 위해서였다. 닥터 라라는 미국에서 세 손가락 안에 들 만큼 실력이 뛰어난 간스테드 닥터다.

나는 무엇보다도 닥터 라라의 온몸에서 발산되는 숭고한 기운에 이끌렸다. 엘살바도르 출신으로 경건한 기독교도인 그는 아침에는 언제나 기도로 클리닉의 하루를 시작한다. 그의 명상하는 모습은 조각과 같이 단정하고 위엄으로 충만해 있다.

닥터 라라는 환자에게는 호의적이고 친절하지만, 자신과 직원들에게는 매우 엄격했다. 그가 고도의 집중력으로 환자를 진료할

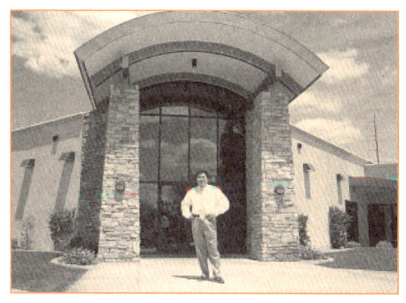
피닉스에 있는 닥터 라라의 클리닉에서

때는 누구도 감히 말을 걸 엄두를 내지 못했다. 진료실에 대기 중인 직원들도 그가 허락할 때만 질문을 할 수 있었다.

나는 그 누구도 아닌 닥터 라라에게 간스테드 닥터가 지녀야 할 본연의 자세에 대해 배우고 싶었다. 그래서 개업하기 전에 닥터 라라의 클리닉에서 꼭 함께 일해보고 싶었다.

닥터 라라의 어저스트먼트 테크닉은 매우 뛰어나다. 그의 클리닉을 처음 방문한 사람은 그의 실력을 눈으로 보고도 선뜻 믿지 못할지도 모른다.

처음 내가 그의 클리닉에 갔을 때 이런 일이 있었다. 아홉 살짜리 남자아이가 울면서 아버지 손에 이끌려 찾아왔다. 아이는 목이 완전히 왼쪽으로 기울어져서 통증 때문에 고개를 움직이지 못하는 상태였다(72쪽 사진①). 이것은 사경(斜頸)이라는 증상이다.

아이 아버지의 말에 따르면 갑자기 그렇게 되었다고 한다. 일반

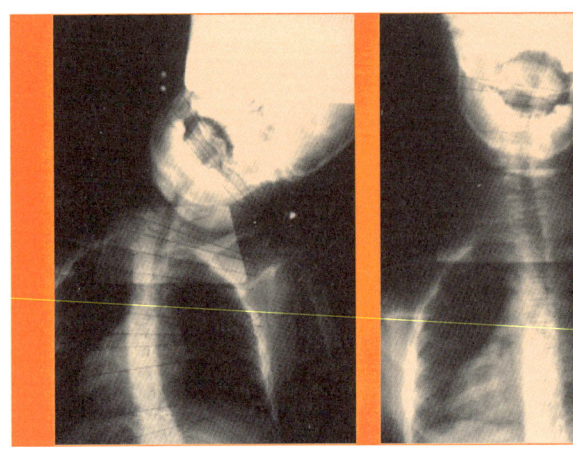

**사진①** 사경인 남자아이의 엑스레이 사진

**사진②** 3일 동안의 어저스트먼트로 완전히 회복되었다

병원에서 진찰을 받았지만, 두 달 이상 치료받아야 한다는 말에 닥터 라라의 클리닉을 찾아온 것이었다.

사경은 관절이 경직되어 발생하는 증상으로, 정형외과에서는 아직 정확한 원인을 파악하지 못하고 있기 때문에 치료 방법 역시 딱히 없는 실정이다. 기껏해야 기구를 사용하여 목을 잡아당긴 다음 안정을 취하는 방법밖에 없다. 그래서 치료하는 데 두 달 넘게 걸리지만, 막상 그렇게 치료한다 해도 낫는다는 보장은 없다.

닥터 라라는 이 남자아이가 경추(척추의 목 부분)에서 7번째(위에서 7번째 추골) 부위에 신경이 막혀 있음을 바로 알아내어 어저스트먼트를 실시하였다.

그러자 조금 전까지 고통스러워하던 남자아이가 "이제 안 아파요!" 하고 소리쳤다. 비록 조심스럽게 움직여야 하지만 목도 움직일 수 있게 되었다.

아버지의 손을 잡고 진찰실에 들어올 때만 해도 울고 있던 아이가 활짝 웃었다. 아이의 아버지는 너무 놀라서 어안이 벙벙한 얼굴로 서 있었다. 닥터 라라가 보여준 재빠르고 능숙한 솜씨가 믿어지지 않는 모양이었다. 아이는 3일 동안 치료를 받고 목이 정상으로 회복되었다(72쪽 사진②).

사람들은 이것을 '기적'이라고 할 것이다. 그러나 닥터 라라의 진찰실에서는 이런 일이 하루에도 수십 번씩 벌어진다.

앞에 이야기한 바와 같이 닥터 라라는 미국에서 세 손가락 안에 드는 간스테드 닥터다. 닥터 알렉스도 마찬가지이지만, 그들과 같은 슈퍼닥터의 클리닉에서는 이런 일이 매일같이 일어난다.

날마다 수많은 기적을 접하게 되면 사람들은 그것을 더 이상 '기적'이라 부르지 않는다. 환자들 역시 익숙해지면 슈퍼닥터가 치료하면 이런 결과는 '당연하다'고 받아들이게 된다. 그 정도로 미국 슈퍼닥터들의 테크닉은 매우 훌륭하다.

## 닥터 라라에게 승낙을 받다

미국에서도 진정한 간스테드 카이로프랙틱을 사용하는 닥터는 극히 소수다. 간스테드 닥터라고 해도 대부분이 아류에 불과하며, 가령 정식으로 간스테드 닥터라는 호칭을 허가받았다 해도 슈퍼닥터와 일반 닥터 사이에는 하늘과 땅만큼의 엄청난 차이가 있다.

사람들은 수술 실력이 뛰어난 의사를 가리켜 '신의 손'이라고 칭찬한다. 그러나 실제 간스테드 닥터의 실력을 잘 아는 사람이라면 절대로 외과의사에게 그런 표현을 쓸 수 없을 것이다. 왜냐하면 슈퍼닥터인 그들은 메스를 사용하지 않고 그야말로 손으로만 난치병을 치료하기 때문이다.

스스로에게 엄격한 닥터 라라는 사람들이 자신을 칭찬하는 것조

차 달가워하지 않는다. 그의 머릿속은 오로지 환자에 대한 생각으로 가득 차 있다.

나는 이렇게 기술과 엄격함을 동시에 겸비하고 있는 닥터 라라 밑에서 실력을 쌓고 싶었다. 하지만 닥터 라라가 운영하는 클리닉에서 근무하려면 어지간한 정신력을 가지고는 불가능했다. 어찌어찌해서

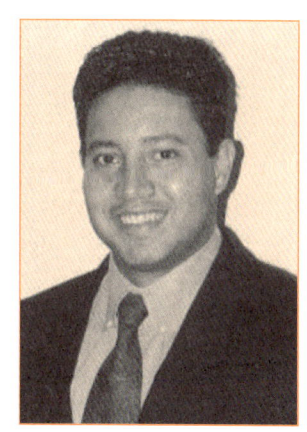

슈퍼닥터 중 한 사람인 닥터 라라

클리닉에 들어갔다 해도 얼마 못 가 자신감을 잃은 채 반년도 버티지 못하고 그만두는 일이 비일비재했다. 그래서 그는 새 직원을 고용하지 않았고, 그의 클리닉에서 일하려고 찾아갔던 대부분의 사람이 문 앞에서 쫓겨났다.

그런 상황에서 내가 클리닉 직원으로 써달라고 부탁하자, 많은 사람들이 그 결과에 흥미를 보였다. 내가 파머 카이로프랙틱 대학을 우수한 성적으로 졸업했다는 사실도 그의 클리닉에서는 높게 쳐주지 않았다. 그 때문에 친구들은 "아무리 다다시라 해도 들어가기 어려울 거야"라고 말했다.

그런데 뜻밖에도 그는 나를 고용해주었다.

단 조건이 있었다.

'진정한 간스테드 닥터가 될 것.'

세미나에 참석할 때마다 열심히 배우고자 하는 나의 모습을 보고 가능성이 있다고 생각했는지도 모른다.

진정한 간스테드 닥터는 진정한 간스테드 닥터에게 인정받았을 때 비로소 의미를 갖게 된다. 하지만 그때는 내가 진정한 간스테드 닥터가 될 수 있을지 확신하지 못했다.

## 세도나에서의 체험

아이오와 주 데이븐포트에 있을 무렵 나는 간스테드 카이로프랙틱의 성지라 할 수 있는 마운트호렙에 자주 갔다. 이곳에 있는 간스테드 카이로프랙틱 클리닉에 다니면서 나의 간스테드 카이로프랙틱 수준은 한층 향상되었다.

한편 피닉스로 옮긴 뒤로 종종 다니게 된 곳은 신성한 성지 세도나다. 미국 원주민의 성지였던 세도나에는 '볼텍스(Vortex)'라 불리는 지구 에너지가 나선형으로 올라오는 지점이 모여 있다고 한다. 지금 생각해보면 내가 간스테드 카이로프랙틱의 진수인 에너지 의학에 눈뜰 수 있었던 것은 이곳에서 볼텍스를 접한 것이 계기가 아니었나 싶다.

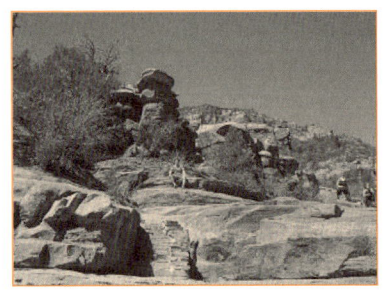
신기한 체험을 한 성지 세도나에서

피닉스에 있는 집에서 큰 도로를 따라 북쪽으로 한 시간 정도 달리면 사막 맞은편으로 엄청난 크기의 붉은 바위들이 보이기 시작한다.

"와!"

사람들은 그 광경을 본 순간 눈을 떼지 못한다. 새파란 하늘을 배경으로 서 있는 붉은 바위산, 그리고 바위 사이에서 자라는 선인장과 푸른 나무만이 눈에 들어온다. 계속 가다 보면 붉은 바위산이 점점 가까이 눈앞에 펼쳐지는데, 민감한 사람은 그곳에서 피어오르는 볼텍스의 진동을 느끼고 환희의 눈물을 흘릴지도 모른다. 그 정도로 볼텍스에는 강렬한 힘이 내재되어 있다고 한다.

유감스럽게도 나는 그 에너지를 직접 느껴보지 못했지만, 세도나에 매료되어 자주 찾곤 했다. 진정한 간스테드 닥터가 되기 위해서는 어떤 힘이든 이용할 각오가 되어 있었기 때문에, 세도나의 힘을 빌려서라도 깨달음을 얻고 싶었다.

그러나 세도나에 간다고 해서 모든 문제가 해결되는 것은 아니다. 다만 나의 경우 세도나에 다니면서부터 간스테드 닥터로서의 실력이 개화된 것만은 틀림없는 사실이다.

세도나에서 볼텍스가 나오는 장소 중 캐드럴록(Cathedral Rock)이란 곳이 있다. 바위의 모양이 마치 고딕건축의 교회처럼 보이다고 해서 캐드럴록, 즉 대성당 바위라는 이름으로 불리게 되었다. 세도나에서 가장 장대하고 아름다운 한편, 에너지가 가장 강한 장소로 유명하다. 내가 세도나에서 제일 좋아하는 장소이기도 하다.

작은 강가에 앉아 우주를 떠올리게 하는 고요함과 차분함 속에서 장엄하게 서 있는 캐드럴록을 보고 있으면 무언가 보이지 않는 세계와 이어지는 듯한 느낌이 든다.

몇 번째 방문인지 정확히 기억나지 않으나, 어느 날 아침 캐드럴록에 갔을 때 갑자기 '그것'이 나에게 찾아왔다. 그것이 무엇인지는 한마디로 표현하기 어렵지만, 어쨌든 마음속에 있던 답답함이 단숨에 사라졌다.

그때까지 나는 "약이나 수술을 사용하지 않고 환자를 치료하는 의사가 되겠다"고 입으로는 말하면서도 마음속 한 귀퉁이에는 "정말 내가 그렇게 할 수 있을까"라는 의문을 품고 있었다. 그런데 이제는 논리와 상관없이 "간스테드 카이로프랙틱의 길을 끝까지 가는 것이 나의 사명이다"라고 스스로 납득하게 되었다. 그것은 이성적 이해를 초월한 감각과 같은 것이었다.

"그래. 그런 거였어."

나는 그동안 품고 있던 의문이 한순간에 풀리는 듯한 개운함을 느꼈다.

## 가장 중요한 것은 '치유'

서양의학은 뇌, 신경, 장기, 혈관, 피부, 세포 등 신체 조직을 철저히 분석하고 연구하여 인간의 물리적 신체에 대해 체계적인 의료를 완성하였다. 그런 서양의학의 업적은 부정할 수 없다.

그에 비해 동양의 자연의학은 인간의 신체를 단순히 물리적으로 이해하는 것이 아니라, 눈에 보이는 몸과 보이지 않는 또 하나의 몸(에너지장(場))을 하나로 생각한다. 이것을 에너지 의학이라 한다. 아시아에서 예부터 전해 내려온 침술, 요가 등은 이런 철학이 반영되어 있는 대표적인 전통의학이다.

한방이나 유럽의 동종요법(Homeopathy, 약 200여 년 전 독일 의사인 사무엘 하네만이 완성한 치료법으로 '독은 독으로 치료한다'는 원리를 바탕으로 한 동종요법)과 같은 치료법도 이에 속한다고 할 수 있다.

오랫동안 경시되었던 에너지 의학은 의사와 환자들이 서양의학의 한계를 깨닫게 되면서 새롭게 주목받게 되었다.

예를 들어 암 치료를 보면 현대의학의 한계가 분명하게 드러난다. 수술, 항암제, 방사선 치료라는 3대 요법이 환자의 면역력을 저하시킨다는 사실이 알려지면서 의사들은 자신감을 잃고 무기력해졌다. 그 때문에 서양의학을 공부한 의사들도 에너지 의학을 새로운 시선으로 바라보게 되었고, 깊은 관심을 가지고 에너지 의학을 연구하는 의사들도 생겨났다.

현대의료의 가장 큰 약점은 지나치게 과학적 근거에 사로잡혀 있다는 것이다. 환자 입장에서는 병이 치유되느냐 마느냐가 가장 중요하다. 그런데 의사들은 끝까지 과학적 근거를 중요시한다.

현대의료가 과학적 근거에 집착한다 해서 환자를 소홀히 하는 것은 아니다. 단지 서양의학으로 치료가 불가능하기 때문에 포기하는 환자가 점점 늘고 있다.

이런 배경에서 나는 '간스테드 카이로프랙틱이야말로 시대적 요구에 부합하는 에너지 의학의 중심 역할을 하지 않을까' 하는 데에 생각이 미쳤다.

## 생명 에너지의 통로를 깨끗이 한다

약이나 수술을 통해 물리적으로 몸을 치유하는 것에는 한계가 있다. 왜냐하면 인간의 몸은 우리 눈에 보이는 것 이상으로 정밀하고 섬세한 에너지장 안에 존재하기 때문이다.

따라서 의학의 본래 역할은 생명력이라는 에너지가 막힘없이 자유롭게 흐르는 환경을 만들어주는 것이다. 이 점을 무시하고 무조건 약과 수술에만 의지해서는 본연의 생명력이 회복되지 않는다.

작은 세포 안에 있는 더 작고 둥글게 말린 유전자에는 우리 몸의 모든 정보가 기록되어 있다. 단 하나의 세포에서 60조 개에 달하는 세포가 인체라는 우주를 완성하고 실수 없이 운영할 수 있는 것도 유전자에 담긴 정보 기록이 있기 때문이다.

그리고 유전자에는 우리 몸의 설계도만이 아니라, 몸이 고장 났을 때 회복을 위한 사후치료(aftercare) 프로그램까지 기록되어 있다. 우리는 그 프로그램을 자연치유력이라고 한다.

아무리 인간의 지성이 뛰어나다 해도 이런 유전자 정보의 위대함을 넘을 수는 없다.

이 유전자에 정보를 기록한 사람은 누구일까?

그것은 '신'이라 해도 좋고, '우주'라 해도 좋을 것이다. 유전자 해명에 있어 세계적으로 권위 있는 츠쿠바 대학의 무라카미 가즈오 명예교수는 그것을 '어떤 위대한 존재(Something Great)'라고 말했다. 우리 인간의 생명력에는 위대한 지혜가 담겨 있으며 그 깊이는 가늠하기 어렵다. 인간의 머리로 생각하는 지혜는 한계가 있기 때문에 인간은 그런 지혜를 더욱 존경하고 자신의 무력함을 깨닫게 된다.

건강이란 그런 지혜의 힘이 충분히 발휘되고 있는 상태를 말한다. 카이로프랙틱에서는 그런 지혜를 '선천적 체내 에너지(Innate Intelligence)'라고 부른다.

생명 에너지는 우주뿐만 아니라 대지에도 흐른다. 그것은 식물을 보면 쉽게 알 수 있다. 식물은 하늘과 땅에서 에너지를 받아 줄기를 뻗고, 잎을 틔우며 꽃을 피운다.

그 에너지를 '우주의 예지(Universal Intelligence)'라 해도 좋을 것이다. 에너지 의학의 입장에서 보면 에너지장 안에 존재하는 우리의 몸은 우주의 예지(叡智)에 둘러싸여 있으므로 우주의 예지 그 자체이기도 하다.

나는 생명 에너지가 뇌 중앙에 있는 송과체에 있다고 생각한다. 송과체의 역할은 오랫동안 수수께끼에 싸여 있었다. 그런데 최근 밝혀진 바에 따르면 송과체는 빛을 감지하여 우리 몸 안의 생체시계와 관계가 있는 멜라토닌이라는 호르몬을 분비한다고 한다.

나는 이 송과체에 들어 있는 생명 에너지가 척추를 통해서 치유력이 되어 몸 아래로 내려가는 것이라 생각한다. 지금까지 이야기한 '신경의 흐름을 개선한다'는 것은 생명 에너지의 통로를 깨끗하게 만들어준다는 의미이며, 그 결과 유전자의 발현이 긍정적인 방향으로 나아가게 되는 것이다.

## 간스테드 카이로프랙틱에 관한 두 가지 오해

나는 내가 실시하고 있는 수기요법을 '카이로프랙틱'이라 부르고 싶지 않다. 내가 시술하고 있는 것은 '간스테드 카이로프랙틱'이다. 굳이 구분해서 부르는 이유는 일본에서는 카이로프랙틱에 대한 지식이 왜곡되어 있기 때문이다.

본고장인 미국에서조차 D. D. 파머의 철학을 제대로 이해하지 못하고 있는 상황이니, 카이로프랙틱 기반이 없는 일본에서는 말해 무엇 할까. 그 진정한 의미를 이해하는 사람은 거의 없다고 봐도 좋을 것이다. 이해는커녕 벼락치기로 익힌 지식을 가지고 카이로프랙터라고 자칭하는 사람들로 인해 카이로프랙틱에 대한 오해는 더욱 깊어지고 있다.

일본에서는 아무리 카이로프랙틱이라고 해봤자 공허하기만 하다. 의사들이 카이로프랙틱 효과에 의문을 갖는 것도 어찌 보면 당연하다.

그러므로 나는 사명감을 가지고 일본에 진정한 카이로프랙틱인 간스테드 카이로프랙틱을 확립하려 한다.

그전에 간스테드 카이로프랙틱에 대해 사람들이 가지고 있는 오해 두 가지를 살펴보는 것이 순서일 것이다. 2010년 2월 미에 현에서 의사 150명을 대상으로 개최한 특별강연에서도 이 오해와 관련하여 질문을 받은 적이 있다. 그만큼 간스테드 카이로프랙틱을 잘못 이해하고 있는 사람들이 많다는 뜻이므로, 간스테드 카이로프랙틱을 제대로 이해하기 위해서는 이 두 가지 오해를 꼭 풀고 넘어가야 한다.

## 뼈가 비뚤어지거나 어긋나도 반드시 고칠 필요는 없다

먼저 첫 번째 오해를 풀어보자.

카이로프랙틱에서 치료란 '척추의 서블럭세이션을 어저스트먼트하는 것'이다. 서블럭세이션(subluxation)은 정형외과에서는 '아탈구'를 의미하지만, 카이로프랙틱에서는 '신경의 흐름에 장애를 일으키는 비정상적인 상태'를 말한다. 어저스트먼트는 '교정한다'는 의미다. 따라서 '신경의 흐름을 방해하는 척추의 비정상적인 상태를 교정하는 것'이 카이로프랙틱의 목적이다.

그런데 일본에서는 서블럭세이션이란 단어를 '비뚤어짐'이나 '어긋남'으로 해석한다. 그 때문에 카이로프랙틱을 '척추가 비뚤어지거나 어긋났을 때 치료하는 요법'으로 오해하고 있다.

카이로프랙틱의 입장에서는 척추가 휘거나 어긋났다 해서 반드시 바로잡아야 하는 것은 아니다. 가령 척추가 비뚤어지거나 어긋나 있어도 그곳을 지나는 신경의 흐름이 순조롭다면, 생명력이 충분히 발휘되어 몸을 최고 상태로 유지시킬 수 있으므로 구조적으로는 문제가 없다.

나는 카이로프랙틱 치료를 실시할 때 엑스레이 사진의 분석을 통해 보조 진단을 한다. 엑스레이 사진을 분석하는 것은 단순히 척추의 비뚤어짐이나 어긋남을 찾기 위함이 아니다. 신경을 감싸고 있는 뼈의 상태를 파악하기 위해서다.

한편 정형외과 의사가 엑스레이 사진을 보고 이상이 없다고 진단을 내린 경우는 그 부위에 노화로 인한 변화, 외상, 변형 등이 없다는 의미다. 이들을 '기질적인 변화'라고 한다.

간스테드 닥터가 문제로 인식하는 것은 이런 기질적인 변화가 아니다. 정형외과 진단 결과에는 기질적인 변화가 보이지 않는데도 요통을 비롯한 여러 가지 증상을 호소하는 사람이 많다. 이런 경우 정형외과 의사는 마땅한 치료 방법을 찾지 못하지만, 간스테드 닥터는 기질적인 변화가 아닌 서블럭세이션을 질병의 원인으로 보기 때문에 적절한 치료가 가능하다.

예를 들면 척추가 변형되어 완만하게 곡선을 이루는 척추측만증

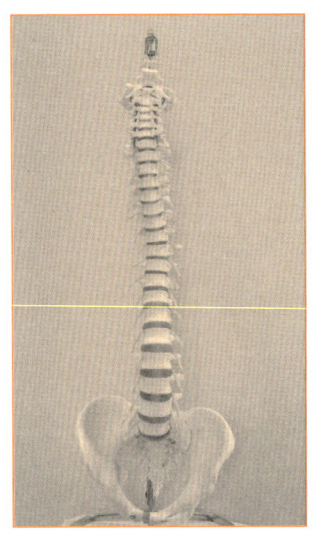
등뼈가 활 모양으로 굽었어도 신경이
적응한 상태라면 문제가 되지 않는다

이라는 질환이 있다. 이 증상은 엑스레이 사진을 보면 척추가 좌우 어느 한쪽으로 기울어져 있거나, 그렇지 않으면 S자 상태로 굽어 있어서 바로 알 수 있다. 대부분의 사람은 척추측만증이라 하면 척추가 활 모양으로 굽은 증상(기질적 변화)을 문제로 생각하지만, 사실 척추가 활 모양으로 굽어져 있어도 신경이 그에 적응한 상태라면 별문제가 되지 않는다.

여기에서 말하는 '적응'이란 등뼈가 굽었어도 골반 중심에 머리 중심이 실려서 머리와 골반의 중심이 수직을 이루는 상태를 말한다. 이런 상태에서는 신경의 흐름이 몸에 적응되어 있다.

그런데 적응되지 않은 상태에서 척추가 활 모양으로 굽으면 여러 가지 불편한 증상이 발생할 수 있으므로 신경의 흐름을 개선할 필요가 있다. 그리고 어저스트먼트를 통해서 신경의 흐름이 정상으로 돌아가면 불편한 증상들이 해소될 뿐만 아니라, 결과적으로 활 모양으로 굽은 상태(기질적인 변화)까지 개선되기도 한다.

그러나 거듭 이야기했듯이 간스테드 카이로프랙틱에서는 기본적으로 기질적인 변화를 이전의 상태로 되돌려놓는 것이 목적이 아니다.

실제로 등이 휘었어도 아무런 문제 없이 건강하게 생활하는 노인이 많다. 그런 사람들의 척추를 펴주는 것은 치료의 의미가 없다.

## 어저스트먼트는 뇌의 재교육

 카이로프랙틱이라고 자처하면서 강제로 비뚤어지거나 어긋난 척추를 수기요법으로 고치려 한다면 그것은 상당히 위험한 일이다.
 시술하는 동안 환자의 뼈에서 '뚝' 소리가 나는 것을 치료 과정으로 여기는 카이로프랙터가 있다. 이것 역시 오해다. 이때 나는 소리는 비뚤어진 뼈나 어긋난 뼈가 교정될 때 나는 소리가 아니다. 척추의 추간관절이라는 부위가 비틀렸을 때 스치면서 나는 소리일 뿐이다. 게다가 이 소리는 신경의 흐름을 저해하는 뼈의 움직임으로 인해 발생하는 것이기 때문에 본질적으로 비정상이며, 잠시 만족감을 주는 것에 지나지 않는다.
 내가 어저스트먼트를 실시할 때도 자주 소리가 난다. 이때 나는 소리는 척추 뒷부분에 있는 돌기(가시돌기라 한다)를 눌렀을 때 추간판(척추를 구성하는 추골과 추골 사이에서 완충 역할을 하는 연골)에서 나는 소리다.

손의 힘을 조절하여 가시돌기를 적절한 강도로 누르면, 그 압력이 돌기 전방에 있는 추간판에 전해지고, 아주 잠깐 추골이 몸의 앞부분(흉부)으로 이동하면서 추골과 추골 사이에 있는 신경 통로가 넓어진다. 이때 발생하는 소리다.

즉 신경 통로가 넓어지면서 신경이 막혀 있던 부분이 한 번에 해소되어 신경이 원활하게 흐르게 된다. 신경의 흐름이 막힘없이 원활하게 흐르는 이 상태가 원래 우리 몸이 원하는 상태. 뇌에 이 상태를 학습시키면 뇌가 자연스럽게 몸을 조절해가기 때문에 신경의 흐름이 원활해진다. 어저스트먼트는 말하자면 뇌의 재교육이라 할 수 있다.

한 번의 어저스트먼트로 몸의 이상 상태가 완전히 해소되는 것은 아니다. 대개는 신경의 흐름이 원활하지 못한 상태가 오래 가면 갈수록 재교육을 실시해야 하는 횟수 역시 늘어나게 된다.

한 번의 어저스트먼트로 개선되는 경우도 있지만, 개선된 상태가 유지되는 시간이 짧고 얼마 후 다시 재발하게 된다. 이 과정을 몇 번 반복하는 동안 개선된 상태가 지속되는 시간이 점점 길어지다가, 나중에는 개선된 상태가 그대로 유지되면서 증상이 완전히 치유된다. 변화의 속도는 사람에 따라 다르다.

## 간스테드 카이로프랙틱은
## 질환에 제한을 두지 않는다

20세기 초반, 전 세계에 심각한 인플루엔자가 유행하여 수많은 사람이 생명을 잃었다. 일설에는 1억이 넘는 사람이 사망했다고 한다. 미국 전역에서도 사망자 수가 많았지만 당시 의사들은 인플루엔자의 무서운 위력 앞에 속수무책이었다.

이때 인플루엔자에 과감하게 맞선 사람이 간스테드 카이로프랙틱 창시자인 클라렌스 셀마 간스테드였다. 그는 자신의 클리닉이 있는 마운트호렙의 주민들에게 파머 부자로부터 배운 에너지 의학의 철학에 대해 설명하고 어떤 질환의 환자든 가리지 않고 모두 진료하겠다고 약속했다.

닥터 간스테드는 인플루엔자에 감염되어 침대에서 일어나지 못하는 환자를 직접 찾아가 치료하기도 하고, 중증인 환자의 경우에는 밤새도록 침대 옆에 붙어서 치료하기도 했다. 고열에 시달리는 환자의 상태를 지켜보면서 몇 번이고 어저스트먼트를 실시했고, 환자가 호전될 때까지 곁을 지켰다고 한다.

닥터 간스테드의 헌신적인 행동에 많은 환자들이 감동을 받았고, 그에 따른 유명세는 오늘날의 클리닉을 있게 한 기초가 되었다.

요즘의 의사들이라면 닥터 간스테드의 행위를 비과학적이라고 비난할 것이다. 하지만 당시 의사들이 인플루엔자에 아무런 대응도 못했던 반면 닥터 간스테드는 포기하지 않고 환자들을 치료했다는 사실을 잊지 말아야 한다.

오늘날 미국의 카이로프랙터들은 고도의 의학교육의 영향으로 오히려 카이로프랙터로서의 자긍심을 잃어가고 있다. 이것은 매우 안타까운 일이다. 그들이 카이로프랙틱에 대해 잘못 이해하고 있는 부분이 많지만, 특히 카이로프랙틱 적응 증상이 허리, 등, 목, 어깨나 팔, 고관절, 무릎 등 근골격을 중심으로 한 질환에 국한된 것으로 오해하고 있다.

이것이 카이로프랙틱에 대한 두 번째 오해다.

애초에 D. D 파머는 앞에서 이야기한 바와 같이 난청을 치료한 것에서 카이로프랙틱을 창시했다. D. D 파머의 전통을 정당하게 계승한 간스테드 카이로프랙틱은 에너지 의학의 대표적인 치료법이며, 근골격계 질환 이외에 다양한 질환과 증상에도 효과가 있다.

## 정체된 신경을 풀어주자
## 임신한 아내

카이로프랙틱에 관한 두 가지 오해를 풀었으니 다시 본래 주제로 돌아가도록 하자.

세도나에서 깨달음을 얻은 뒤로 나의 어저스트먼트 기술 수준은 단번에 향상되었다. 내가 어저스트먼트를 실시할 때마다 환자의 증상이 점점 좋아지는 것을 경험하게 되자, 치료하는 것이 더없이 즐거워졌다.

신경의 흐름을 원활하게 만들어주면 몸 여기저기서 발생하던 통증이 사라진다. 의사가 수술 말고는 다른 치료 방법이 없다고 했던 질환도 수술 없이 치료가 가능하다. 고혈압, 고지혈증(혈액 속에 있는 지질이 비정상적으로 증가하는 병), 당뇨병과 같은 잘못된 생활습관에서 비롯된 질환이 크게 개선되며, 어지럼증이나 이명(耳鳴)이 그 자리에서 치유되는 경우도 있다.

치료하면 병이나 증상만 개선되는 것이 아니다. 마음까지 밝아지고 의욕이 생겨난다. 최근 우울증을 호소하는 사람이 많은데, 신경의 흐름을 원활하게 만들어주는 것이 이런 마음의 병에도 뛰어난 효과가 있음을 알게 되었다.

어느 날 얼굴 한쪽이 아래로 처진 환자가 찾아왔다(100쪽 사진③). 오른쪽 얼굴은 정상인데 왼쪽은 눈꺼풀이 움직이지 않아 눈을 감을 수 없는 상태였다. 또 입을 다물 수 없어 침이 옆으로 흘렀다. 원인불명의 안면신경마비(벨마비라고도 한다)였다. 이 환자에게 어저스트먼트를 시술하였다. 몇 번의 내원 치료를 받고 그의 얼굴은 정상적으로 회복되었다(100쪽 사진④). 이 같은 결과에 나 자신도 무척 놀랐다.

여러 가지 질환과 증상이 개선되는 것이 신기하여 아내에게도 어저스트먼트를 시술해보았다. 사실 우리 부부는 결혼한 지 10년이 지나도록 아이가 없는 상태였다. 그래서 간스테드 카이로프랙틱을 시험해보기로 했다. 그런데 놀랍게도 3개월 뒤에 아내가 임신을 하였다.

원활하지 못했던 신경의 흐름을 개선시켜주자 호르몬 균형이 좋

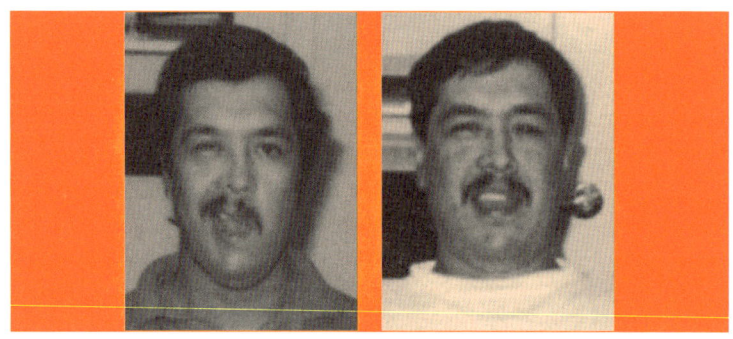

**사진③** 안면신경마비로 얼굴이 한쪽으로 처져 있는 남성  **사진④** 몇 번의 치료로 회복되었다

아져 임신하기 알맞은 몸을 만드는 데 도움이 된다. 그래서 나의 아내도 임신이 가능했던 것 같다.

아이는 2006년 4월 12일 피닉스에서 태어났다. 출산도 무척 순조로워서 양수가 터지고 두 시간 뒤에 아기의 첫 울음소리를 들을 수 있었다.

일본에서는 보통 출산을 하면 2주 동안 입원을 하지만, 내 아내는 초산임에도 불구하고 몇 시간 뒤 퇴원하여 출산한 지 여섯 시간 만에 요리를 만들고 외출까지 했다. 신경의 흐름이 원활하면 출산한 뒤에도 회복이 순조롭다.

덧붙여 말하면 태어난 지 네 시간이 경과한 우리 아이에게도 어저스트먼트를 시술했다. 앞에서 이야기했듯이 그 아이는 지금 네 살이 되었는데 한 번도 예방접종을 맞힌 적이 없으며, 앞으로도 그럴 생각이 없다. 소아과에서 진찰을 받은 적도 없다. 이것은 우리 집의 육아법이다. 강하고 튼튼한 아이로 키우기를 바란다면 약이나 주사는 필요 없다. 중요한 것은 신경의 흐름을 항상 원활하게 만들어주는 것이다.

## 자신의 몸은 스스로 지켜야 한다

정형외과 의사로 10년, 그리고 간스테드 카이로프랙틱에 입문하고 10년이라는 시간이 정말 눈 깜짝할 사이에 지나간 것 같다. 난 인생을 돌아봤을 때 현대의학의 세계에 머무르지 않고, 그곳에서 벗어나 환자에게 진정으로 도움이 되는 의료에 열린 마음으로 몰두할 수 있었던 것은 참으로 행운이었다.

내가 마지막으로 얻은 결론은 "척추 안을 지나는 신경의 흐름, 즉 생명의 근원이 되는 힘을 자연스럽게 흐르게 해주면 사람은 건강해질 뿐만 아니라, 하루하루를 즐겁고 설레는 마음으로 살 수 있다"라는 매우 단순한 사실이었다.

간스테드 카이로프랙틱을 깊이 연구하면서, 그 원리를 바탕으로 누구나 건강하고 활기차게 생활할 수 있는 비결을 사람들에게 알려줄 수 있게 되었다. 이제는 나의 사명이 무엇인지 명확히 보인다. "자신의 몸은 스스로 지킨다"라는 지극히 당연한 진리를 많은 사람들에게 전하는 것이다.

현대의학의 가장 큰 단점은 환자가 의사에게 전적으로 의존하게 된다는 것이다. 많은 사람들이 병원에 가야만 건강을 지킬 수 있다고 믿고 있다.

그것은 환상이다. 지금도 여러분은 자신의 건강을 스스로의 힘으로 지키고 있다. 병원에서 치료를 받든 받지 않든 여러분의 몸을 치유하는 것은 여러분이 지니고 있는 자기치유력이다. 차이가 있다면 자기치유력의 정도가 다르다는 것일 뿐이다.

안타깝게도 대부분의 현대의학에서 행하는 치료는 자기치유력을 약하게 만드는 작용을 한다. 이제는 공포, 불안 등 자신을 부정적으로 몰아가는 현대의료에 의지하는 것을 멈춰야 한다.

자연계의 모든 생물이 그러하듯 인간도 자신의 생명을 스스로 지켜나가야 한다. 우리는 태어날 때부터 그런 힘을 지니고 있기 때문에 충분히 그럴 수 있다.

위대한 것은 모두 단순하다. 다음 장에서 소개하는 매우 간단한 테크닉을 실천하면 누구나 건강하고 행복한 삶을 보낼 수 있다. 너무도 간단해서 의아스러울지도 모르겠다. 그러나 거듭 말해왔듯이 간단한 것, 단순한 것이 진실이다. 나는 20년 동안 그 사실을 증명해왔다.

# 뒷목을 눌러서 병을 고치는 핀포인트 요법

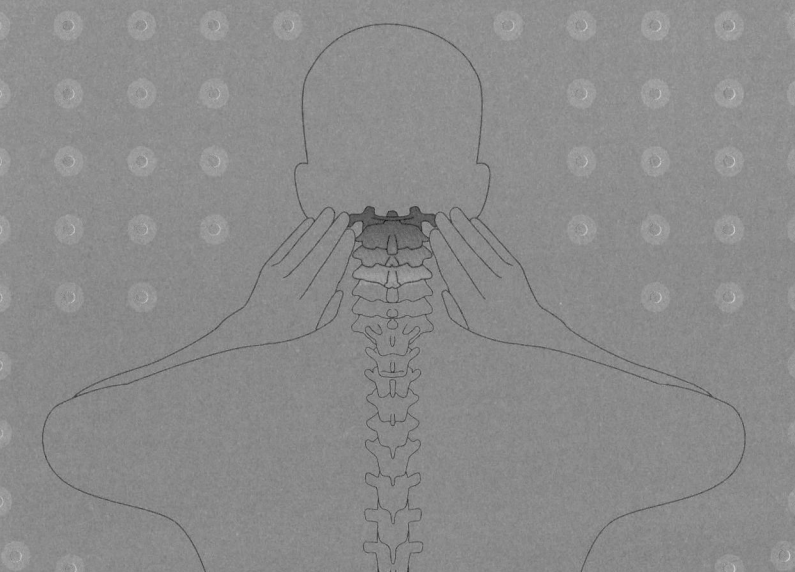

## 건강해지는 것만큼 쉬운 일은 없다

모든 질환, 모든 불쾌한 증상의 근본적인 원인은 자연치유력이 약하기 때문이다.

건강해지기를 바란다면 우선 이 사실을 인식하는 것에서부터 출발해야 한다.

예를 들어 암 조직을 수술로 제거해도, 항암제를 복용하고 방사선 치료를 받아도 그 부작용으로 자연치유력이 저하되면 남아 있는 극소수의 암세포는 다시 힘을 얻게 된다. 이것은 어떤 질병이든 마찬가지다.

다시 말해 자연치유력 향상에 관심을 기울이지 않는 현대의학 치료법으로는 건강을 되찾기 어렵다. 나는 정형외과 의사로서 현대의학에 10년 동안 종사하면서 이 사실을 마음속 깊이 깨달았다.

그에 비해 동서양에서 예부터 전해져온 자연요법은 그 형식은 다를지 몰라도 모두 자연치유력의 근원인 생명력을 향상시키는 치료법이다.

게다가 자연요법은 효과가 뛰어날 뿐만 아니라, 많은 비용이 드는 현대의료와 달리 비용이 거의 들지 않는다.

자연치유력과 그 근원인 생명력은 태어날 때부터 우리가 몸속에 지니고 있는 것으로 부족해지면 얼마든지 보충이 가능하기 때문에 비용이 전혀 들지 않는다.

또 한 가지, 자연치유력을 높이는 것은 누구나 간단히 할 수 있다는 사실을 꼭 알아두었으면 한다.

사람들은 흔히 돈이 많이 들고, 힘든 과정을 거쳐야만 건강을 회복할 수 있다고 믿는다. 건강은 오히려 그 반대다. 비용이 많이 드는 치료를 받아도, 고도의 과학기술로 만든 기기나 약을 사용해도 건강을 되찾기는 어렵다.

간스테드 카이로프랙틱(간스테드가 완성한 카이로프랙틱 시스템) 기술이 고난도의 기술인 것은 틀림없다. 누구나 습득할 수 있는 기술이 아니다. 하지만 아무리 간스테드 카이로프랙틱이 훌륭하다 해도 자연치유력 그 자체가 되는 것은 아니다. 간스테드 카이로프랙틱은 자연치유력을 향상시킬 수 있도록 도와줄 뿐이다. 다른 자연요법 역시 마찬가지다.

앞에서 설명한 바와 같이 우리 몸이 지니고 있는 선천적 체내 에너지(Innate Intelligence)는 인산의 어떤 지식보다 유용하다. 간스테드 카이로프랙틱에서는 이 선천적 체내 에너지가 우리에게 선사한 자연치유력이 최고의 건강법이라는 사실을 인정한다.

사실 자연치유력을 이끌어내는 것은 누구나 간단히 할 수 있다. 만약 그렇지 않다면 우리 인간이 병에 걸리지 않고 살아가는 것은 불가능한 일이다.

세상에는 병으로 고생하는 사람도 많이 있지만, 감기 한 번 걸린 적 없는 건강한 사람도 많이 있다. 후자처럼 건강할 수 있는 이유는 무엇일까?

특별히 무언가 하지 않아도 건강하다는 것은 무의식중에 자연치유력을 이끌어내는 테크닉, 요컨대 방해물을 제거하여 신경의 흐름을 원활하게 만들어주는 테크닉을 실천하고 있다는 의미다.

## 잘못된 생활습관과 마음가짐이 신경의 흐름을 방해한다

건강한 사람들의 특징을 알아보도록 하자.

- 과식이나 편식을 하지 않고 균형 잡힌 식사를 한다.
- 적당한 운동을 한다.
- 과음하지 않으며 금연한다.
- 수면을 충분히 취한다.
- 낙관적인 마음가짐으로 스트레스가 적은 생활을 한다.
- 자세가 올바르다.
- 보람 있게 생활한다.

이 특징은 예부터 많은 사람들이 몸과 마음을 건강하게 유지하여 장수하는 비결로 실천해오던 것들이다. 100세 가까이 장수하는 사람들의 공통된 생활습관이기도 하다. 이 특징을 생활 속에서 실천하는 사람은 대부분 건강하고 젊게 하루하루를 즐기며 생활하고 있다.

그렇다면 앞의 생활습관을 실천하면 건강해지는 이유는 무엇일까? 그것은 신경이 막히는 것을 예방하고, 신경의 흐름을 원활하게 만들어주면 생명 에너지가 높아지기 때문이다.

반면 질병이나 두통, 어깨 결림과 같은 불쾌한 증상들로 인해 고통 받고 있는 사람들은 대개 이와 반대되는 생활습관을 가지고 있다. 자세가 바르지 못하고, 운동을 하지 않으니 당연히 신경의 흐름도 원활하지 못하다. 편식을 하거나 담배를 피우면 체내에 좋지 않은 물질들이 들어와 내장 활동을 저하시키고 결과적으로 신경의 흐름이 악화된다.

스트레스를 많이 받거나 모든 것을 부정적으로 생각해도 신경의 흐름이 원활하지 못하게 된다. 불안, 분노, 질투와 같은 부정적인 감정은 신경의 흐름을 방해하는 반면, 기쁨, 두근거림과 같은 긍정적인 기분은 신경의 흐름을 좋게 한다.

신경의 흐름을 개선하고 싶다면 평소의 마음가짐과 생활습관을 고치는 것부터 시작해보기 바란다. 다소 시간이 걸릴지는 모르나, 이 항목들을 실천하면 반드시 신경의 흐름이 개선되고 하루하루 활력이 넘치는 삶을 영위할 수 있게 될 것이다.

## 마법의 지팡이는 '목'에 숨어 있다

신경의 흐름을 방해하는 요소들을 조금 더 간단하고, 조금 더 짧은 기간에 효과적으로 제거하는 비결이 있다. 1분 동안 목의 뒷부분을 가볍게 눌러주기만 하면 신경의 흐름이 좋아진다. 믿기 어려울지 모르나 실제로 그런 '마법' 같은 일이 벌어진다.

이것은 내가 환자에게 시술하는 어저스트먼트처럼 몸 전체의 신경 흐름을 개선해주는 것은 아니다. 하지만 몸에서 가장 중요한 목 신경의 흐름을 원활하게 만들어준다.

또한 어떠한 불쾌한 증상에도 응용이 가능하므로 어느 질환에나 사용할 수 있다. 어깨 결림, 요통, 무릎 통증과 같은 각종 부위의 통증에 효과적이며, 고혈압, 당뇨병, 심장병 등 잘못된 생활습관으로 인해 생기는 생활습관병에도 효과가 있다. 암, 류머티즘 관절염, 아토피성 피부염, 천식, 파킨슨병과 같은 난치병에도 도움이 된다. 정확한 원인을 알 수 없는 질환에서부터 우울증 같은 마음의 병까지 폭넓게 활용이 가능하다.

추가로 이 마법의 방법은 마음까지 긍정적으로 바꾸어준다.

나는 '신경 흐름이 원활해지면 여러분의 인생이 얼마나 멋지게 변화하는지'를 구체적으로 알려주기 위해서 이 책의 출간을 결심하였다. 다음에 소개하는 마법과 같은 테크닉을 꼭 실천해보기 바란다.

이것은 카이로프랙틱 창시자인 D. D 파머의 아들인 B. J. 파머가 창안한 '상부 경추 치료법' 또는 '홀인원 테크닉(Hole in One Technique)을 응용한 것에 간스테드 이론을 결합했다.

홀인원이란 골프에서 공을 단 한 번에 홀 안에 넣는 것을 말한다. 파머 카이로프랙틱 대학의 제2대 학장인 B. J. 파머는 1940년대부터 1950년대까지 약 10여 년간 제1경추(척추 머리 부분에서 제일 위에 있는 추골)에 많은 관심을 기울였다. 그는 사람들에게 "이 한곳만 어저스트먼트해주면 온몸의 신경 장애가 해소된다"라고 말했다. 그래서 '홀인원 테크닉'이라 불린다.

간스테드 닥터로서 B. J. 파머의 의견에 100퍼센트 찬성하는 것은 아니다. 하지만 제1경추의 중요성은 인정하지 않을 수 없다. 실제로 제1경추를 어저스트먼트하면 기적과 같은 효과를 보기도 하기 때문이다.

단 주의할 점이 있다. B. J. 파머의 상부 경추 치료법은 고난도의 기술을 요구하기 때문에 어설픈 지식이나 경험으로 시술할 수 없다는 것이다. 경우에 따라서는 대단히 위험한 치료법이 될 수도 있다.

목은 본래 급소이기 때문에 어저스트먼트할 때 자칫 잘못하면 어처구니없는 결과를 불러올 수 있다. 그래서 홀인원 테크닉은 프로 중에서도 프로의 기술로 알려져 있으며, 초보자가 함부로 흉내 내서는 안 되는 금단의 테크닉이다.

물론 스스로 프로라고 생각하는 사람도 절대 만만하지 않은 위험한 테크닉이다. 지금도 목 부분을 시술하는 중에 의료사고가 자주 발생한다. 이와 같은 이유로 B. J. 파머의 홀인원 테크닉은 일반인에게 그다지 알려져 있지 않다. 하지만 너무도 유익한 테크닉을 제대로 활용하지 못한다는 것이 매우 안타까웠다. 그래서 나는 이 홀인원 테크닉과 간스테드 테크닉의 이론을 바탕으로 새로운 방법을 고안하였다. 마법과 같은 이 테크닉을 '핀포인트 요법'이라고 하며, 일반인도 실시할 수 있을 만큼 안전하다.

## 경추 구조와 구성

핀포인트 요법의 구체적인 방법을 소개하기 전에 먼저 경추의 구조부터 알아보자.

척추는 움직일 수 있는 24개의 추골이 쌓인 신체의 기둥이다. 척추의 머리 부분인 7개의 추골을 경추라고 한다. 경추는 위에서부터 제1경추(경추 1번), 제2경추(경추 2번) 등으로 부르며, 가장 아래에 있는 것이 제7경추(경추 7번)다. 포유류의 경추는 모두 7개다.

인간의 제1경추가 척추 중에서 특히 중요한 부위라는 것은 그 모양만 봐도 알 수 있다. 제2경추 다음부터는 전방(복부 쪽)은 원기둥 모양의 '추체(椎體)'이고 후방(등 쪽)은 아치 모양의 '추궁(椎弓)'으로 구성되어 있으며, 추체와 추궁 사이에는 '척추관'이라는 공

## 경추의 구조

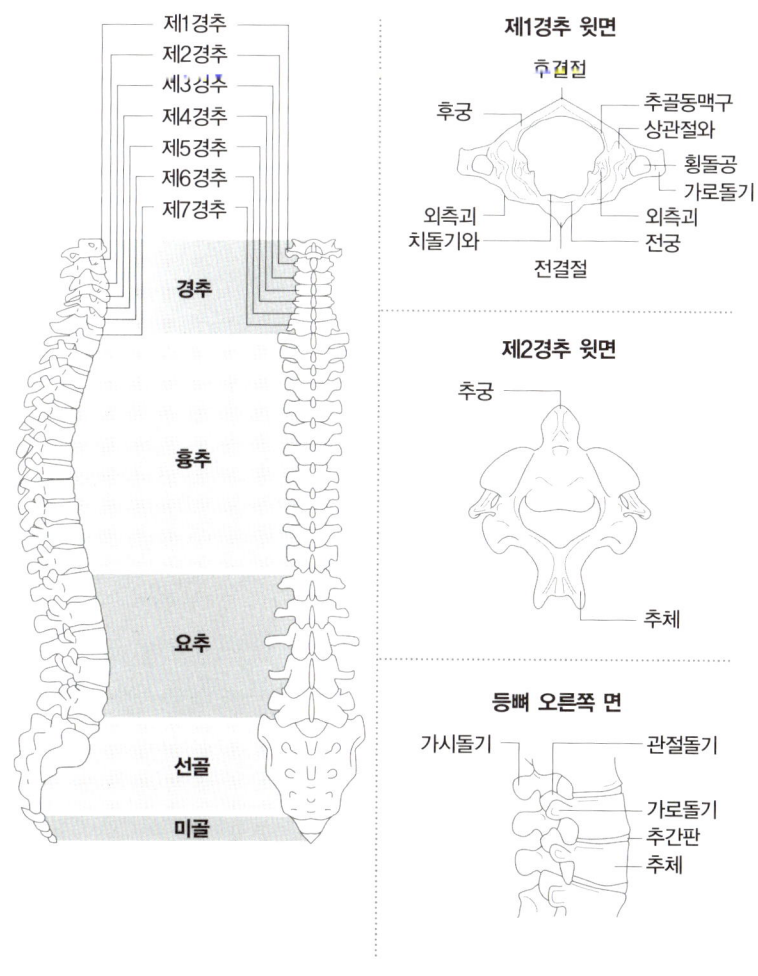

간이 있어 거기로 척수(뇌수와 함께 중추신경을 구성하는 기관)가 통과한다. 또한 위아래 추체가 서로 만나는 부분에는 추간판이라는 연골이 있어서 완충 역할을 한다.

이것이 경추의 전형적인 형태이나, 제1경추만은 눈에 띄게 다른 모양을 하고 있다.

제1경추는 도넛과 같은 링 모양을 하고 있어서 '환추(環椎)'라고 부르기도 한다. 경추 중에서 왜 제1경추만이 이런 특별한 모양을 하고 있는 것일까? 이것은 제1경추와 연결되어 있는 머리를 좌우로 움직일 수 있게 하기 위해서다.

이와 같이 경추 중에서 제1경추는 특별한 모양을 하고 있기 때문에 다른 경추와 구별하여 '상부 경추'라고도 부른다.

## 제1경추는 신경의 총괄자

제1경추의 또 다른 특징은 '신경의 총괄자' 역할을 한다는 것이다.

척추 안쪽에는 신경다발인 척수가 지나간다. 척수는 모두 31개의 마디로 나눠져 있으며, 각각의 마디에서는 몸의 좌우를 향하여 척추신경이 뻗어 있다. 척추신경은 뇌에서 내린 명령을 내장, 근육, 혈관과 같은 60조 개의 세포로 이루어진 모든 조직에 전달한다.

간스테드 카이로프랙틱에서는 척추신경에 발생하는 문제를 해결함으로써 척추신경과 연결되어 있는 체내 모든 기관의 기능을 향상시킨다(25쪽 그림 참조).

예를 들어 흉추(척추에서 가슴 부분) 3~5번 신경의 문제가 해소되면, 그곳을 통과하는 척추신경의 흐름이 원활해지면서 간장, 심장의 활동이 활발해지고 간 기능 장애나 부정맥 등이 호전된다. 또한 간의 콜레스테롤 대사 기능을 활성화시키고 동맥경화를 예방하는 작용을 한다.

흉추 7번, 8번에 신경이 막힌 것을 풀어주면 췌장 기능이 활발해지고 인슐린 작용이 강화되어 당뇨병 예방에 도움이 된다.

흉추 11번, 12번 그리고 요추(척추에서 허리 부분) 1번의 막힌 신경을 풀어주면, 그곳에 연결된 신경이 신장의 기능을 관장하므로 신장의 움직임이 활발해진다. 그러면 배설 작용이 활발히 이루어지는 덕분에 몸이 노화되는 것을 방지할 수 있다. 물론 신장 기능 장애에도 효과적이다. 신장결석과 요관결석은 자연스럽게 소변과 함께 몸 밖으로 배출된다.

이와 같이 흐름이 원활하지 못한 각각의 신경을 풀어주면 여러 질환과 증상이 개선되고 감기에도 잘 걸리지 않게 된다. 또 호르몬 균형이 좋아지므로 생리통이나 갱년기 장애가 완화된다.

그러므로 척추에 있는 정체된 신경 부위를 찾아내고 그것을 해소시켜주는 것이 우리 간스테드 닥터가 해야 할 일이다. 앞에서 이야기한 바와 같이 이런 기술은 매우 섬세하고 정밀해서 일반인은 시술이 불가능하다.

그러나 핀포인트 요법을 실시하면 신경 가장 윗부분의 흐름이 원활해짐으로써 자연스럽게 온몸의 신경이 활성화된다. 뇌에서 모든 기관으로 내리는 명령은 반드시 제1경추를 통해서 아래로 전달된다. 따라서 척추에서 신경 흐름이 정체된 부분이 어디인지 일일이 찾지 않아도 제1경추의 신경 흐름을 개선시켜주면 그 아래에 있는 모든 신경에까지 그 영향이 미치게 된다.

척수 출발점인 제1경추는 신경의 총괄자다. 이곳의 흐름을 개선하면 모든 신경의 흐름을 개선하는 효과를 얻을 수 있다.

제2장에서 설명한 바와 같이 어저스트먼트의 목적은 뇌를 재교육시키는 것이다. 핀포인트 요법도 어저스트먼트 원리와 마찬가지로 뇌에 신경의 흐름이 원활한 상태를 학습시킨 다음 그 상태가 몸 전체에 고루 영향을 미치게 한다.

제1경추가 중요한 부위라는 사실은 그곳이 뇌와 가깝고 척수뿐만 아니라 뇌간(腦幹)도 들어 있는 것을 보면 알 수 있다. 뇌간은 기본적인 생명 현상의 중핵이 되는 부분으로 간뇌(間腦), 중뇌(中腦), 교(橋), 연수(延髓)로 구성되어 있으며 연수는 척수와 연결되어 있다.

다음 그림을 보면, 제1경추가 왼쪽으로 어긋나 왼쪽 가로돌기(뼈 돌출 부위)로 가는 척추신경이 당겨져 있다. 이때 왼쪽 가로돌기

## 제1경추와 신경의 관계

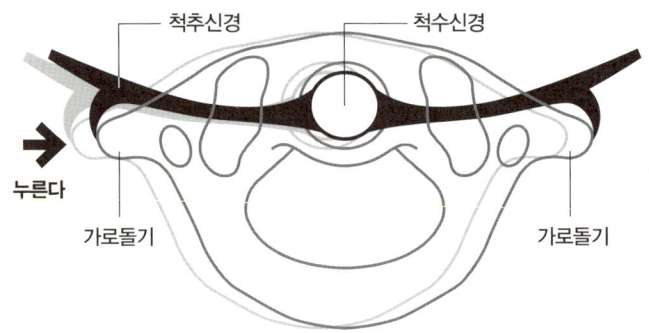

가로돌기를 가볍게 눌러주면 제1경추를 정상 위치로 돌려놓으려는 힘이 작용하여 당겨진 척추신경에 여유가 생기면서 척수신경의 흐름이 원활해진다

를 가볍게 눌러주면 당겨진 척추신경이 느슨해지면서 척수신경의 흐름이 원활해진다.

제2장에서 언급했듯이 나는 생명 에너지가 뇌 중심부에 있는 송과체(松果體)에 있으며, 인체에 문제가 발생했을 때 그곳에서 치유력을 몸 아래로 보낸다고 생각한다. 그리고 그 치유력은 뇌간을 지나 척수로 보내지고 몸의 모든 세포로 전달된다. 바로 이런 이유로 제1경추를 신경의 총괄자라고 부른다.

다음으로 주목해야 할 점은 제1경추가 이와 같이 중요한 부위인 동시에 또 다른 약점을 가진 부위라는 사실이다.

앞에서 척추를 구성하는 추골을 설명할 때 추골과 추골 사이에 있는 추간판에 대해 이야기했다. 24개의 추골로 이루어진 척추가 따로따로 분리되지 않는 것은 이 추간판이 있기 때문이다. 그런데 제1경추에는 추간판이 없다.

링 모양의 제1경추는 회전하기 때문에 추간판이 없다. 이것은 장점인 동시에 단점이다. 자유롭게 회전할 때는 유익하지만 목을 움직일 때 그 영향이 신경에까지 미치기 쉽기 때문이다.

나의 스승인 닥터 알렉스 역시 환자들 중에 제1경추에 이상 증상이 많이 발견되었다고 말했다. 환자 모두가 그런 것은 아니지만 많은 사람들이 그런 상태인 것만은 틀림없다.

제1경추에 나타난 신경 이상 증상은 정형외과에서는 문제가 되지 않는다. 이 상태를 엑스레이 사진으로 보면 척추에서 뻗어 있는 좌우 가로돌기가 약간 차이가 나는 정도이거나, 겉으로 봐서는 전혀 이상함을 느낄 수 없는 경우가 많다. 게다가 안타깝게도 정형외과에서는 엑스레이 사진에 나타나는 그런 사소한 변화에는 관심을 기울이지 않는다.

그에 비해 간스테드 닥터는 신경에 문제가 있는 부위를 너브스코프(nervescope)라는 체열장비와 촉진(觸診)으로 진찰한다. 먼저 너브스코프를 사용해서 경추 좌우의 피부 온도를 측정하여 이상이 있는 부위를 찾아낸다. 신경 흐름의 에너지는 몸의 표면 온도로 나타나기 때문에 온도 차이를 통해서 이상이 있는 부위가 어디인지 알 수 있다. 이때 제1경추 좌우 가로돌기 중 어느 한쪽을 손으로 누르면 통증이 느껴진다.

간스테드 닥터는 이런 경우 몸의 신경 중에 정체된 곳이 없는지 확인한다. 보통은 제1경추 아래에 있는 척추 부분에서 신경 흐름이 원활하지 못한 것을 발견하게 된다.

# 핀포인트 요법

간스테드 카이로프랙틱 어저스트먼트가 어려운 점은 다른 사람을 상대로 시술한다는 것이다. 물론 어저스트먼트 기술 자체가 고난도의 기술이기도 하지만, 무엇보다 힘든 이유는 내가 아닌 다른 사람에게 시술을 하기 때문이다. 사람의 감각은 본인이 가장 정확하게 알 수 있으므로, 힘의 강약을 조금만 잘못 조절하면 위험한 사태가 발생할 수도 있다.

따라서 프로에게도 힘의 정도를 가늠하는 것만큼 어려운 일은 없다. 그러나 본인이 스스로 시술하는 경우는 힘의 정도를 확실하게 판단할 수 있다. 지나치게 강한 건 아닌지, 혹은 약한 것은 아닌지 정확히 알 수 있기에 이번에 소개할 미세한 자극으로 신경의 흐름을 개선해주는 테크닉을 효과적으로 실시할 수 있다.

그러면 구체적인 방법을 알아보자.

먼저 접촉하는 부위부터 시작하겠다.

| 포인트 찾는 방법 |

① 목의 힘을 빼고 얼굴은 정면을 향한다.

② 귓불 연결 부위에서 바로 뒤쪽을 더듬어보면 크고 딱딱한 돌출 부위(유양돌기)가 만져진다. 그 뼈가 불룩 솟은 곳 바로 아랫부분이 포인트가 된다.

③ 두 손의 중지 끝으로 좌우 포인트를 동시에 가볍게 누른다.

④ 좌우 포인트를 눌러보고 통증이나 불쾌한 감각이 느껴지는 쪽이 접촉 포인트다.

엄밀히 말해서 포인트는 ②에서 말한 위치보다 1~2밀리미터 앞쪽에 있다. 하지만 손가락으로 누르다 보면 그 주변까지 모두 닿게 되므로 거기까지 예민하게 신경 쓰지 않아도 된다.

누르는 방법은 먼저 가볍게 눌러보고 잘 모르겠으면 점차 강도를 세게 하는 방식으로 실시한다. 대부분 좌우 두 곳 중 한 곳에서 통증이나 불쾌한 감각이 느껴질 것이다.

## 핀포인트 요법을 하는 방법 1
### | 포인트 찾는 방법 |

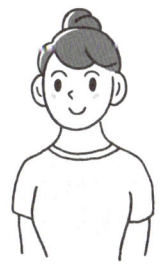

① 목의 힘을 빼고 얼굴은 정면을 향한다.

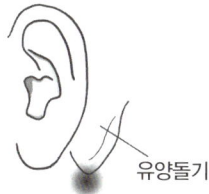

유양돌기

② 귓불 연결 부위에서 바로 뒤쪽을 더듬어보면 크고 딱딱한 돌출 부위 (유양돌기)가 만져진다. 그 뼈가 불룩 솟은 곳 바로 아랫부분이 포인트가 된다.

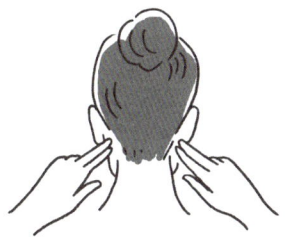

③ 두 손의 중지 끝으로 좌우 포인트를 동시에 가볍게 누른다.

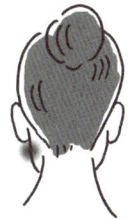

④ 좌우 포인트를 눌러보고 통증이나 불쾌한 감각이 느껴지는 쪽이 접촉 포인트다.

만약 좌우 차이를 잘 모르겠다면 우선 왼쪽과 오른쪽 중 한쪽의 포인트를 30초 정도 가볍게 눌러보기 바란다. 그리고 나머지 한쪽의 포인트를 동일하게 30초 정도 가볍게 누른다. 그러면 얼마간의 증상이 호전되거나 어딘가 모르게 몸이 편해졌음을 느끼는 쪽이 있을 것이다. 그런 긍정적인 반응을 보이는 쪽이 접촉 포인트다. 이때 너무 강하게 누르지 않도록 주의한다.

포인트를 찾았으면 실제 테크닉을 시작해보자. 요령은 포인트를 '손끝으로 누른다' 기보다 '손끝을 대다' 혹은 '손끝으로 만진다'는 느낌으로 실시하는 것이다.

다음에 설명하는 방법을 통해 감각적으로 이해하기 바란다.

먼저 한쪽 손을 오므려 '주먹'을 쥔다. 그러면 엄지손가락과 집게손가락 연결 부위가 교차하는 부분이 살짝 솟아오른다. 그 솟아오른 부위에 다른 손의 중지를 대고 누르면 솟아오른 부분이 약간 들어갈 것이다. 그 들어갈 때의 강도를 기억해두었다가 포인트를 그 강도로 누르면 된다. 요령을 익혔으면 바로 실천해보도록 하자.

| 접촉하는 방법 |

① 목의 힘을 빼고 얼굴은 정면을 향한다.
② 포인트가 있는 쪽 손의 중지 끝으로 포인트를 누른다.

③ 60초 동안 누르면서 복식호흡을 실시한다.

복식호흡은 다음과 같이 실시한다. 먼저 배꼽 아랫부분에 풍선이 있다고 상상을 한다. 그리고 숨을 들이마실 때 그 풍선을 크게 부풀린다는 느낌으로 배를 볼록하게 부풀린다. 숨은 코로 천천히 들이마신다.

다음에 숨을 내쉴 때는 풍선에서 바람을 뺀다는 느낌으로 부풀린 배를 수축시킨다. 숨은 입으로 천천히 내쉰다.

복식호흡은 가능한 한 천천히 그리고 긴장을 푼 상태에서 실시해야 한다. 숨을 내쉴 때는 에너지가 척추를 따라 뇌에서 아래로 흘러가는 느낌으로, 숨을 들이마실 때는 그 에너지가 척추를 따라 위로 올라가는 느낌으로 한다. 이렇게 하면 신경의 흐름이 더욱 원활해진다.

복식호흡이 익숙해질 때까지는 될 수 있으면 등을 곧게 펴고 앉아서 실시한다. 익숙해지면 서거나 누워서도 가능하다. 회사 업무나 집안일을 하는 틈틈이 실시해도 좋고, 화장실과 전철 안에서 실시해도 좋다. 목욕하면서, 또는 아침 잠자리에서 일어나거나 저녁에 잠자리에 들기 전 한가한 시간에 실시하면 긴장이 풀리고 마음이 편안해진다.

핀포인트 요법을 실시하는 시간은 다소 짧거나 혹은 길어도 상관없다. 하루에 몇 번을 실시해도 상관없으나, 기본적으로 매일 아침과 저녁에는 잊지 말고 꼭 핀포인트 요법을 실시하기 바란다.

이 요법을 실시할 때 주의할 점은 포인트를 지나치게 강하게 눌러서는 안 된다는 것과 긴장을 풀고 신경의 흐름을 의식하면서 복식호흡을 실시해야 한다는 것이다.

핀포인트 요법이 능숙해지면, 그동안 불편했던 증상이 간단히 사라지기도 하고 앓고 있던 질환이 호전되기도 한다. 일반적으로 그 증상과 질환에 시달렸던 기간이 길면 길수록 핀포인트 요법을 오랫동안 꾸준히 실시해야 하지만, 능숙한 사람은 2~3일 만에 증상이 좋아지는 경우도 있다. 증상이나 질환이 완전히 나은 뒤에도 그만두지 말고 건강 유지를 위해서 습관화하여 계속 실시할 것을 권한다.

핀포인트 요법을 실시하다 보면 반응을 보이는 포인트의 좌우 위치가 바뀌는 일이 간혹 있다. 그런 경우에는 선택한 포인트를 바꿔주어야 한다. 단 주의할 점은 좌우 한쪽만 눌러야 한다는 것이다. 좌우 양쪽을 동시에 혹은 교대로 누르면 역효과가 나므로 삼가도록 한다.

만약 핀포인트 요법을 꾸준히 실시하는데도 이렇다 할 효과가

## 핀포인트 요법을 하는 방법 2
| 접촉하는 방법 |

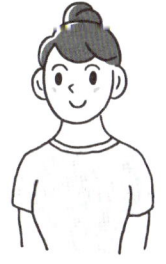

① 목의 힘을 빼고 얼굴은 정면을 향한다.

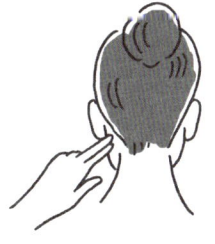

② 포인트가 있는 쪽 손의 중지 끝으로 포인트를 누른다.

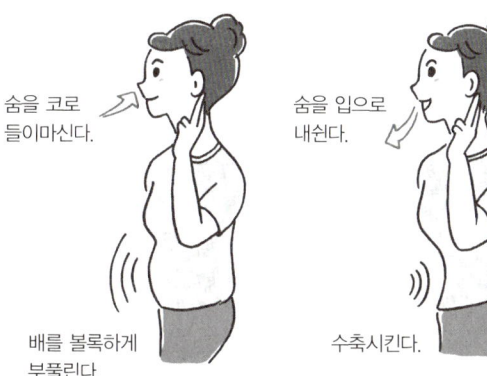

숨을 코로 들이마신다.

배를 볼록하게 부풀린다.

숨을 입으로 내쉰다.

수축시킨다.

③ 60초 동안 계속 누르면서 복식호흡을 실시한다.

나타나지 않거나, 몸 상태가 더 악화되었다면 누르는 힘이 지나치게 강하거나, 선택한 포인트가 잘못되었을 가능성이 있다. 이런 경우는 누르는 힘의 강도를 약하게 하거나 반대쪽 포인트를 눌러보기 바란다.

## 좋아진 모습을 이미지화하면서 실시한다

끝으로 핀포인트 요법의 효과를 더욱 높일 수 있는 방법을 소개하겠다. 현재 자신이 고통 받고 있는 질환이나 증상이 호전된 상태를 이미지화하면서 핀포인트 요법을 실시하는 것이다.

아인슈타인은 양자역학이론에서 물질과 에너지는 동일하다고 하였고, 이 이론은 에너지에 대한 사고방식을 크게 바꿔놓았다.

나아가 현대 양자역학에서는 물질뿐만 아니라 사고나 정신까지도 에너지로 생각한다. 즉 '무언가'를 생각하거나 이미지화하면 그곳에서 에너지가 발생하여 그 '무언가'가 실제로 이루어진다는 것이다. '사고가 현실화된다'는 의미다.

핀포인트 요법에 대한 설명을 듣고 "정말 이런 게 효과가 있을

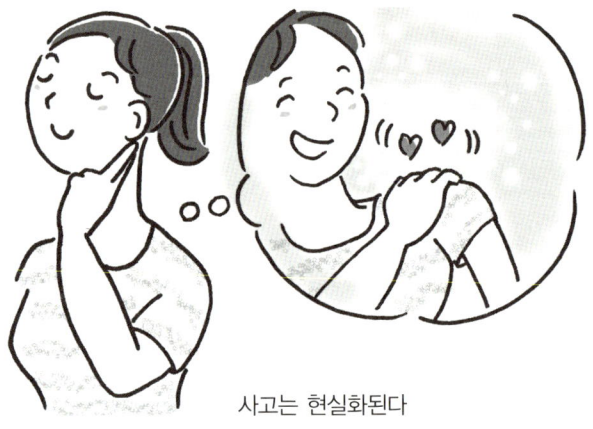

사고는 현실화된다

까", "의사가 카이로프랙틱을 시술한다니 의심스러운데?" 하고 의구심을 갖고 핀포인트 요법을 실시하는 것과, "이 방법을 실천해서 좋아지고 싶어", "반드시 좋아질 거야"라는 마음가짐으로 실시하는 것은 당연히 효과의 차이가 날 수밖에 없다.

'병은 마음에서부터' 라는 옛말은 현재 과학적으로 증명된 사실이다.

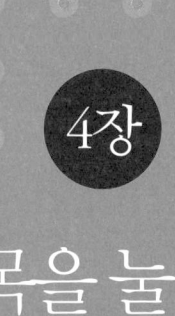

# 4장

# 뒷목을 눌러서
# 병을 이긴 사람들

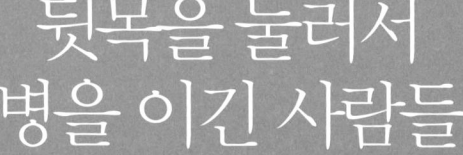

## 교원병으로 인한 간경변증이 개선되면서 간기능 수치와 류머티즘 인자가 호전되었다

**시라쿠라 기미코(57세 여성)**

### 5년 동안 약을 복용했으나 효과가 없었다

2004년에 받은 건강검진 혈액검사에서 간수치가 높게 나왔다며 전문의의 검사를 받으라는 지시를 받았다. 정확한 수치는 기억나지 않으나 간기능 상태를 나타내는 GOT(AST)나 GPT(ALT) 수치가 기준치보다 높다고 했다.

그때 나는 간이 나쁘다는 자각이 전혀 없었다. 쉽게 피곤해지는 것은 느꼈지만, 때마침 갱년기였기 때문에 오히려 갑자기 열이 오르고 땀이 나는 갱년기 장애를 더 걱정하고 있었다.

병원에 입원하여 정밀검사를 받은 결과 '약을 복용하는 게 좋겠다'고 하여 우루소(정식 명칭은 우르소데옥시콜산. 담즙의 흐름을 원활하게 하여 간기능을 보호하는 약)를 복용하기 시작했다.

정밀검사 결과는 복잡했다. 만성적으로 간에 염증이 있는 A형 간염이나 C형 간염 등 바이러스성 질환이 아닌 것은 틀림없지만, 간수치가 높은 원인에 대해서는 정확히 모르는 것 같았다.

그 뒤 담즙 활동이 활발하게 이루어지지 않아 발생하는 담즙성 간경변증(간세포가 망가져서 간 전체가 굳어지는 병)인 '원발성 담즙성 간경변'이라는 진단을 받았다. 교원병에서 비롯된 것이라고 했다.

매달 검사를 받았지만 간수치는 전혀 내려가지 않았고, 그런 상태가 몇 년이나 계속되면서 불안은 점점 커져갔다.

그런데 2009년에 주치의가 "5년 동안 우루소를 복용했는데도 간 기능이 좋아지지 않으니 이번에는 스테로이드제를 고려해보도록 하죠"라고 말했다.

걱정이 되어 친구에게 상의했더니, 그 친구는 "스테로이드제는 부작용이 크기 때문에 별로 권하고 싶지 않다"고 했다.

그러던 중 주치의가 입원해서 재검사받을 것을 권하였다. 검사 결과 당장 스테로이드제를 복용해야 한다는 의견이 나왔다.

이런 식으로 방관만 하고 있다가는 안 될 것 같아 여기저기 알아보았고, 다른 과 의사에게도 물어보았다. 그런데 한 의사가 "내 가족에게 스테로이드제를 처방하면 바로 거절하겠다"라고 말했다. 그 말을 듣는 순간 나는 두려워졌다.

그 무렵 우연히 지역에서 발행하는 홍보지를 보다가 마쓰히사 다다시 선생님에 대해 알게 되었다. 정형외과 의사인데 오랫동안 카이로프랙틱 연구를 하여 간스테드 카이로프랙틱이라는 치료법을 터득했다는 내용이었다. 카이로프랙틱에 문외한인 나는 전문적인 내용은 잘 모르지만 '이 선생님이라면 고칠 수 있을 거야' 라는 생각이 번뜩 들어 치료를 받아보기로 했다. 2009년 11월의 일이다.

### 마음이 안정되는 것을 피부로 직접 느낄 수 있었다

당시 나의 GOT와 GPT는 각각 83IU(기준치는 35IU 이하)와 125IU(기준치는 35IU 이하)였다. 교원병의 지표가 되는 류머티즘 인자도 16mg/dl였다(기준치는 15mg/dl 이하).

마쓰히사 선생님에게 지금까지의 검사 결과를 보여주자 선생님은 웃으면서 "이제 괜찮습니다"라고 말했다. 그 말을 듣고 나는 크게 안도했다.

실제로 선생님이 말한 그대로였다. 경추를 교정하는 치료는 전혀 불쾌하지 않았으며 오히려 몸이 가벼워지는 느낌이 들었다.

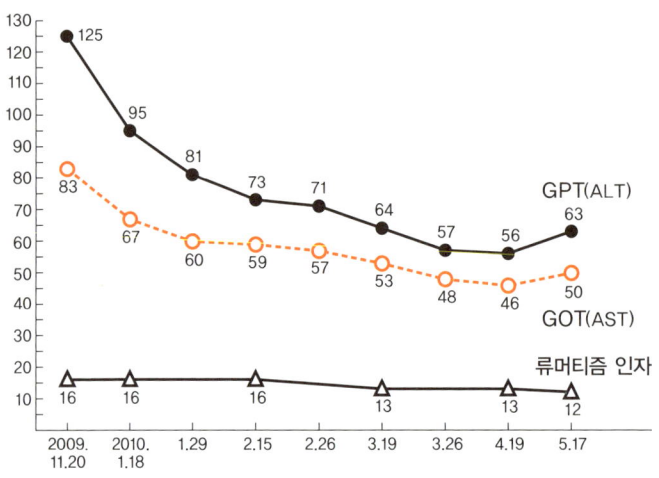

시라쿠라 씨의 간수치와 류머티즘 인자의 변화

선생님은 진료실에서 받는 치료와 더불어 스스로 귀 연결 부분 뒤쪽을 누르는 핀포인트 요법을 실시해보라고 했다. 나는 경추 오른쪽 신경이 막혀 있으므로 오른쪽 포인트를 중지로 매일 눌러주었다. 눈을 감고 포인트를 누르면서 복식호흡을 함께 하면 마음이 안정되는 것을 느낄 수 있었다(기본적인 방법은 127, 131쪽 그림 참조).

재검사의 결과도 놀라웠다. GOT와 GPT가 각각 50IU, 63IU로 큰 폭으로 떨어졌으며, 류머티즘 인자 역시 12mg/dl로 기준치 아래로 내려갔다. 간 전문의도 이 결과를 보고 크게 놀랐다. 덕분에 스테로이드 약을 복용하자는 말은 더 이상 나오지 않았다.

가족들도 근심에 싸였던 내가 다시 냉랑해지자 무척 기뻐했다. 신경의 흐름이 개선되면서 인생이 완전히 달라진 느낌이 들었다. 건강에 대한 걱정에서 해방되어 하루하루가 활기차고 즐거웠다. 이것은 모두 선생님의 훌륭한 치료와 선생님이 가르쳐주신 핀포인트 요법 덕분이다.

**저자 코멘트**

우리 몸의 방위력인 면역력은 몸 안에 침투한 외부의 적을 제거하는 작용을 한다. 그런데 이 면역체계에 이상이 생겨 자기 조직을 공격하는 것이 자기면역질환이다. 시라쿠라 씨는 이 질환의 일종인 원발성 담즙성 간경변증이라는 진단을 받고, 나를 찾아왔다.

시라쿠라 씨는 직감적으로 스테로이드제에 대해 거부감이 들었다고 한다. 이것은 정말 올바른 선택이었다. 몸의 건강을 회복하기 위해 부작용이 많은 약을 사용한다는 것은 아이러니한 일이 아닐 수 없다.

면역력은 우리 몸의 중요한 자기치유력 중 하나다. 면역력을 신뢰하고 신경의 흐름을 깨끗하게 만들어주면 병원균으로부터 우리 몸을 지키는 면역력은 다시 회복된다.

## 척추협착증으로 인한 장딴지 통증과 간헐적 파행증이 호전되어 수술을 피할 수 있었다

**시가 구라노스케(80세 남성)**

### 50미터만 걸어도 아파서 걸음을 멈춰야 했다

나는 2005년 무렵부터 척추관협착증으로 고생했다. 척추관협착증은 척추 안에 있는 척추관이 노화되어 좁아지는 병으로 간헐적 파행 증상을 동반한다. 간헐적 파행이란 걷다 보면 통증이 생겨 걸을 수 없다가도 멈춰 서서 쉬면 통증이 사라지고, 그래서 다시 걷다 보면 통증이 나타나는 증상을 말한다.

50~100미터 정도만 걸어도 다리가 저리거나 아파서 걸을 수 없게 된다. 조금 쉬면 괜찮아졌다가도, 다시 50~100미터 정도를 걸으면 통증이 밀려온다. 나의 경우는 걸으면 오른쪽 장딴지가 무척 아팠다.

이 증상에는 혈액순환을 도와주는 오팔몬이라는 약이 효과적이다. 나는 이 약을 복용한 뒤로 그 통증에서 해방될 수 있었다. 2009년 3월 백내장(눈에서 렌즈 역할을 하는 수정체가 하얗게 탁해져서 시력이 감퇴되는 질환) 수술을 받게 되어 일시적으로 오팔몬의 복용을 중단하였다.

백내장 수술은 성공적이었고, 다행히 오팔몬을 복용하지 않는 동안 간헐적 파행 증상도 발생하지 않았다. 조금 기분이 좋아진 나는 척추관협착증이 다 나았다고 생각하고 오팔몬을 완전히 끊어볼까 싶었다.

그런데 보름 정도 지났을 무렵부터 조금씩 오른쪽 장딴지에 이상 증상이 나타나기 시작했다. 처음에는 500미터 정도 걸으면 아프던 것이 200미터, 100미터와 같이 점점 걸을 수 있는 거리가 짧아지더니 나중에는 50미터만 걸어도 다리 통증이 심해서 걸을 수 없게 되었다.

게다가 이번에는 누워 있어도 증상이 나타났다. 밤에도 장딴지에 통증이 느껴져 잠을 잘 수 없었다.

조이는 듯한 통증은 정말 참기 힘들었다. 잠은커녕 제대로 누울 수도 없어서 옆으로 누워보기도 하고, 몸을 구부려보기도 하는 등 여러 자세를 취해봤지만 통증은 사라지지 않았다. 매일 그렇게 두 시간 정도 뒤척이다가 겨우 잠이 들곤 했다.

결국 다시 정형외과에서 오팔몬을 처방받았지만, 이번에는 약도 소용이 없었다. 증상이 꽤 진행되어 약의 양을 늘려도 효과를 기대하기 어려웠다.

의사는 수술을 권했다. 현대의학에서는 척추관협착증을 효과적으로 치료할 방법이 없기 때문에 약이 더 이상 들지 않으면 수술밖에 방법이 없다고 했다.

마사지도 받고 침이나 뜸 치료도 받아보았으나 통증은 사라지지 않았다. 참을 수 없는 고통에서 1초라도 빨리 벗어나고 싶었던 나는 신문이나 잡지에 소개된 건강 관련 기사를 뒤적여가며 여러 가지 방법을 시도해보았다. 먼저 척추관협착증 수술에 정평이 나 있는 병원을 조사한 뒤 그곳에 연락을 취해보았다. 수술은 몇 개월 뒤에나 가능하다고 했지만 지푸라기라도 잡고 싶은 심정으로 수술을 신청했다.

그사이에 당장 겪고 있는 통증을 해소해줄 대책이 필요했다. 그래서 이전부터 관심을 갖고 있던 마쓰히사 다다시 선생님의 카이로프랙틱 치료를 받아보기로 했다.

### "아! 이거 효과가 있네"

가마쿠라 역에서 마쓰히사 선생님의 진료소까지는 걸어서 5분도 걸리지 않는다. 하지만 간헐적 파행을 앓고 있는 나는 그 짧은 거리조차 걷기가 쉽지 않았다. 진료소에 도착하기까지 몇 번이나 쉬어야 했다.

마쓰히사 선생님은 나의 경추와 요추에 어저스트먼트를 실시해주었다. 선생님이 시술한 간스테드 카이로프랙틱은 전혀 통증이 느껴지지 않았을 뿐만 아니라 기분까지 좋아졌다.

치료가 끝난 다음 선생님은 핀포인트 요법을 가르쳐주었다. 핀포인트 요법은 혼자서 할 수 있는 '신경 흐름을 개선하는 방법'으로, 귀 연결 부위 뒤쪽을 중지로 누르는 건강법이다(기본적인 방법은 127, 131쪽 그림 참조).

나는 선생님이 알려준 대로 오른쪽 귀 뒤편을 누르며 복식호흡을 했다. 그러자 마음이 안정되고 기분이 좋아졌다. 이것을 매일 틈이 날 때마다 실시했다.

그렇게 한 달 정도 지났을 무렵 꾸준히 한 보람이 나타났다. 장딴지에 통증이 발생하는 횟수가 줄어들었던 것이다. 나는 "아! 이거 효과가 있네" 하고 놀라움을 감추지 못했다.

딱 한 번 통증이 재발한 적이 있었다. 방심한 탓일지도 모른다는

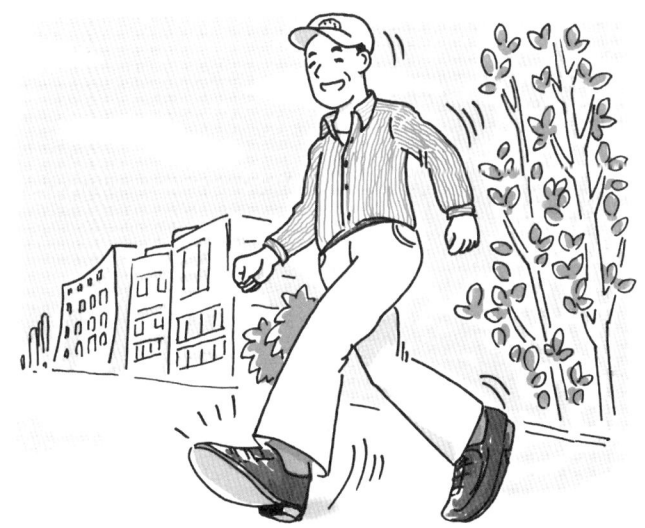

편하게 걸을 수 있게 되었다

생각에 이전보다 더 열심히 치료를 받고, 이어서 핀포인트 요법을 실시했다.

그 결과 즉각적으로 효과가 나타나서 한 달 정도 지난 뒤에는 장딴지의 고통에서 완전히 해방되었다. 이제는 통증 없이 편하게 걸을 수 있으며, 밤에도 수월하게 잠들 수 있다. 예약했던 수술도 취소했다.

척추관협착증 증상이 이렇게 깨끗하게 사라지는 것은 거의 불가능한 일이라고 한다. 마쓰히사 선생님과 핀포인트 요법을 알게 된 것이 나에게는 큰 행운이었다.

**저자 코멘트**

척추(척주) 안에는 구멍이 있어서 그 안으로 신경이 지나간다. 이 구멍을 척추관이라 하고, 허리 부분에서 척추관이 좁아져 신경을 압박하여 발생하는 것이 요부 척추관협착증이다. 척추관의 협착(좁아지는 것)으로 인해 신경뿐만 아니라 혈관을 압박하면, 신경에 혈액이 제대로 전달되지 않아 산소와 영양이 부족해지고 마비와 통증이 나타나게 된다. 따라서 피의 흐름을 좋게 하는 오팔몬과 같은 약이 도움이 되는 것이다.

그러나 아무리 약을 복용해도 척추관의 협착 자체가 개선되는 것은 아니다. 그래서 결국 약이 듣지 않게 되고 가만히 있어도 통증이 발생한다. 현대의학에서는 이렇게 되면 수술밖에 다른 치료 방법이 없다. 나 역시 정형외과 시절 많은 수술을 집도했다.

이 수술은 매우 힘든 수술이다. 시가 씨처럼 몇 개월이나 기다려야 하는 것만 봐도 그리 간단한 수술이 아님을 알 수 있다. 게다가 수술이 반드시 성공한다는 보장도 없다.

그런 힘든 수술을 받기보다 신경이 원활하게 흐를 수 있는 환경을 만들어서, 자신이 지니고 있는 자연치유력을 극대화하는 것이 바람직하다. 그러는 편이 몸에 자연스러울 뿐만 아니라, 무엇보다 효과가 뛰어나기 때문이다.

> 이비인후과에서 치료를 포기한 현기증이 6개월 만에
> 치유되고 높았던 혈압도 기준치로 내려갔다
>
> 오키 히사노(85세 여성)

### 자세를 바꾸면 현기증이 일어난다

현기증이 걱정되기 시작한 것은 2008년 가을부터였다. 의자에 앉아 있다가 일어서거나 침대에서 몸을 일으킬 때 자세가 안정되지 못하고, 비틀거리는 듯한 몹시 불쾌한 느낌의 현기증이 나타나기 시작했다.

그런 느낌이 계속되는 것은 아니다. 아무리 심해도 무언가를 붙잡고 가만히 있으면 차차 사라진다. 갑자기 일어섰을 때 느끼는 현기증과는 달라서 자세를 바꿀 때 발생하는 것이 특징이다.

이비인후과에서는 '원인을 모르겠다'고 했다. 여러 가지 검사를 해보았으나 "현기증의 원인은 매우 다양해서 딱 이거다 하고 말하기 어려운 경우가 많다"는 것이다.

요컨대 의사의 대답은 이런 식이었다.

"나이가 나이인지라 그런 증상이 나타나도 어쩔 수 없어요. 생명에는 문제없으니 크게 걱정하실 필요 없습니다."

그러나 나에게는 '어쩔 수 없다'로 끝날 문제가 아니었다. 외출했다가 현기증이 일어 쓰러지기라도 하면 큰일 아닌가. 무엇보다 그 느낌이 매우 불쾌했다.

나는 한 달에 두 번 치과에 다니는데, 진료대에 누워 있다가 치료를 마치고 일어설 때마다 어지러워서 바로 일어서지 못했다. 치과위생사들이 현기증이 진정될 때까지 옆에서 지켜봐주지만 그들에게 미안한 마음과 함께 걱정이 앞섰다.

내가 가장 우려한 것은 이 현기증이 몸이 나에게 보내는 위험신호가 아닐까 하는 점이었다. 나의 생명력 저하로 인해서 어지럼증이 나타나는 것은 아닌가 하는 생각도 들었다. 만약 그렇다면 면역력도 떨어지는 것은 아닌지 걱정이 되었다.

그러던 어느 날 약을 처방하거나 수술을 하지 않고 손으로만 치료하는 특이한 진료소가 있다는 소문을 들었다. 2009년 5월, 나는 드디어 마쓰히사 다다시 선생님을 만나게 되었다.

### 진료대에서 몸을 일으킨 순간 깨달았다

마쓰히사 선생님은 약이나 수술에 대해서는 한마디도 하지 않았다. 대신 간스테드 카이로프랙틱이라는 어려운 수기요법으로 현기증을 고칠 수 있다고 말했다.

선생님은 나의 몸을 구석구석 살펴보더니 온몸의 신경 흐름이 막혀 있어 현기증이 일어나는 것이라고 설명해주었다. 그리고 경추를 교정해주었다.

경추 오른쪽에 문제가 있는지 그곳을 누르면 심한 통증이 느껴졌다. 하지만 신기하게도 치료가 끝나면 온몸이 가벼워지고 개운해져서 기분이 좋았다.

치료를 마친 뒤에 선생님은 목 뒤를 손가락으로 누르는 '핀포인트 요법'을 알려주면서 집에서 틈틈이 실시하라고 권했다.

핀포인트 요법은 익숙해지면 그것만큼 간단한 치료법도 없다. 주의할 점은 강하게 눌러서는 안 된다는 것이다. 이것만 잘 지키면 된다. 실시하는 시간대나 횟수를 특별히 정하지 않고 생각날 때마다 중지로 귓불 연결 부분을 눌렀다(기본적인 방법은 127, 131쪽 그림 참조).

솔직히 말해서 처음에는 간스테드 카이로프랙틱과 핀포인트 요법만으로 현기증이 치유되리라고는 기대하지 않았다. 단지 치료

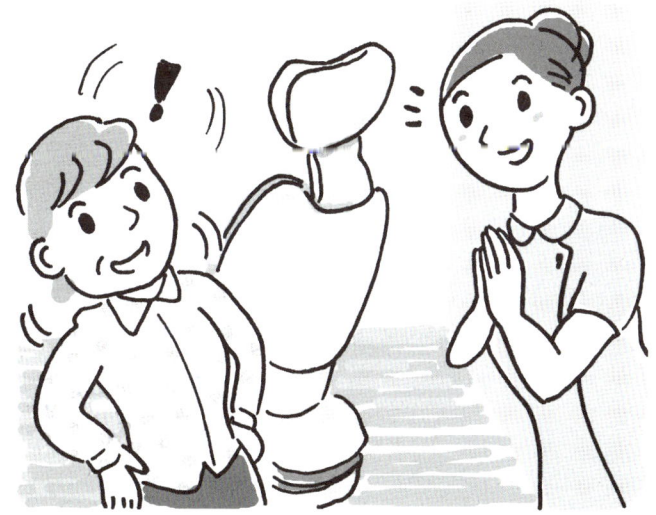

"그러고 보니 오늘은 현기증 없이 일어나시네요."

를 받으면 기분이 좋아지곤 해서 통원 치료와 핀포인트 요법을 계속 실시했다.

6개월이 지난 2009년 연말이었다. 치과 치료가 끝난 뒤 진료대에서 몸을 일으켰는데 전혀 어지럽지 않았다. 평소 같으면 현기증이 사라질 때까지 기다려주던 치과위생사들도 깜짝 놀라는 눈치였다.

언제부터 현기증이 사라졌는지는 나도 정확히 모른다. 어느 순간 내가 현기증을 의식하지 않고 있다는 사실을 깨달았다.

현기증이 사라지면서 몸 상태도 한결 좋아졌다. 특히 약을 먹어도 140mmHg으로 높았던 최대 혈압이 120mmHg으로 안정되었다(최대 혈압 기준치는 100~140mmHg).

지금 나에게 핀포인트 요법은 소중한 '보물'과 같다

**저자 코멘트**

현기증에는 여러 종류가 있는데, 크게 나누면 자신이나 주위가 빙빙 도는 느낌이 드는 '회전성 현기증'과 몸이 흔들리는 것 같은 '동요성 현기증'이 있다. 오키 씨의 경우는 머리를 특정한 방향으로 움직이면 현기증이 일어나는 '두위성 현기증'으로, 시간이 지나면 증상이 빠르게 진정된다. 일반적인 현기증과 달리 난청이나 이명을 동반하지 않는 것이 특징이다.

어느 유형의 현기증이든 원인이 없는 경우가 많아서 대부분 뚜렷한 치료 방법도 없다. 오키 씨가 전형적인 예다.

이렇게 치료가 어려운 증상에 핀포인트 요법을 꼭 시험해보기 바란다. 포기하지 않고 꾸준히 실시하면 신경의 흐름이 원활해지면서 어지러운 증상이 가벼워지다가, 나중에는 현기증 자체가 사라지게 된다.

핀포인트 요법을 실시할 때는 접촉하는 포인트 위치를 실수하지 않도록 주의한다. 만약 한쪽 포인트를 계속 눌러도 효과가 없으면 반대쪽 포인트를 사용해보기 바란다.

> 변형성슬관절증으로 인해 15년 동안 고생했던 무릎 통증이 완화되어 지팡이 없이도 걸을 수 있게 되었다
>
> 오가 야스코(77세 여성)

### 주사도 침술도 정체요법도 효과가 없었다

왼쪽 무릎이 아프기 시작한 것은 1995년 무렵으로 밖에서 넘어지며 구른 것이 원인이었다. 그때는 통증이 바로 사라져서 병원에 가지 않고 그대로 내버려두었다.

본격적인 치료를 받게 된 것은 그로부터 3년이 흐른 뒤였다. 걸을 때 체중이 왼쪽 다리에 실리면 무릎이 욱신거리며 아팠다.

정형외과에 갔더니 변형성슬관절증이라고 했다. 노화로 인해 무릎에 통증이 오는 증상이라고 했다. 내 나이를 감안하면 이런 증상이 나타나도 이상할 것이 없다고 생각했다.

정형외과에서는 무릎에 주사를 놓아주었는데, 전혀 효과가 없

었다.

  그래도 무릎의 통증을 치료하고 싶었기에 열심히 정형외과에 다니는 한편, 침술원에 가서 침이나 뜸 치료를 받기도 하고 정체원에도 다녀보았다. 하지만 무릎 통증은 점점 악화되고 있다. 도움이 된다는 것은 이것저것 다 해보았지만 아무 소용이 없었다.

  2009년 초에는 지팡이를 사용하지 않으면 걷지 못할 정도였다. 지팡이에 의지해서 걷는 것은 무척 괴로운 일이었다. 장을 볼 때도 한쪽은 지팡이를 짚고 다른 손으로 짐을 들어야 했다. 비 오는 날에는 우산까지 들어야 해서 여간 힘든 일이 아니었다. 주방일도 의자에 앉아서 해야 했다.

  아침에 화장실에 가기 위해 일어설 때가 가장 고역이었다. 건강할 때와 달리 가볍게 일어나지 못하다 보니 화장실까지 거의 기어가다시피 했다. 특히 처음 걸음을 뗄 때의 고통은 이루 말할 수 없었다. 걷다 보면 차차 익숙해지지만 그전까지가 무척 고통스러웠다.

**잠자리에서도 가볍게 일어날 수 있다**

그런 나에게 행운이 찾아온 것은 2010년 11월의 일이었다. 지방 정보지에서 마쓰히사 다다시 선생님에 대해 알게 되어 한번 찾아가 보기로 했다. 이전에 카이로프랙틱을 시험 삼아 받아본 적이 있지만 전혀 효과가 없었다. 하지만 미국에서 본격적으로 카이로프랙틱 기술을 익힌 정형외과 의사라는 사실에 호기심이 생겼다.

나는 바로 선생님의 클리닉을 방문하여 치료를 받았다. 카이로프랙틱이라고 하면 치료 중에 뼈 소리가 뚝뚝 날 거라고 예상했는데, 목 뒤와 등 아래쪽을 기분 좋은 정도로 눌러주는 것이 전부여서 맥이 빠질 정도였다. 덧붙여 말하면 무릎에는 어떤 치료도 하지 않았다.

선생님은 핀포인트 요법을 설명해주면서 집에서도 혼자 실시할 것을 권했다. 핀포인트 요법은 귓불 연결 부위 뒤쪽 주변을 손가락으로 눌러주는 건강법으로 시간이 날 때 틈틈이 하면 좋다고 했다. 나는 통증이 있는 왼쪽 포인트를 눌렀다(기본적인 방법은 127, 131쪽 그림 참조).

그 결과는 한마디로 '경이적' 이었다. 다음 날 무릎의 통증이 반감된 것을 깨닫고 시험 삼아 지팡이를 짚지 않고 걸어보았다. 그러자 신기하게도 성큼성큼 걸을 수 있었다. 정말이지 놀라운 경험이었다.

그 뒤로 핀포인트 요법을 집에서 매일 실시하면서 마쓰히사 선생님의 클리닉에 다녔다. 그리고 다섯 번째 치료를 받으러 간 날 무릎 통증이 말끔히 사라졌다.

지금은 고통 없이 정상적으로 걸을 수 있으며, 아침에도 잠자리에서 가볍게 몸을 일으킬 수 있다. 참으로 기적 같은 일이 아닐 수 없다.

지금도 가끔 혼자서 "정말 이런 일이 일어날 수 있구나!" 하고 감탄한다. 그 정도로 나에게는 신기한 일이었다.

**저자 코멘트**

예전에는 무릎 통증에 스테로이드 약이 든 주사를 사용했지만 최근에는 주로 히알루론산을 사용한다. 히알루론산이 어떻게 통증을 없애는지는 자세히 모르지만 부작용이 강한 스테로이드보다 낫다는 판단에서 널리 사용되는 듯하다. 하지만 히알루론산 역시 부작용이 없는 것은 아니다. 스테로이드보다는 부작용이 적을 뿐이다. 게다가 스테로이드제나 히알루론산 약 모두 무릎을 치료하는 약이 아니라는 사실을 알아야 한다. 어차피 대증요법에 지나지 않는다. 오가 씨와 같이 몇 번이나 무릎에 주사를 맞아도 효과가 없는 사람도 많다.

근본적인 치료를 하고 싶다면 자신이 가지고 있는 자연치유력을 발휘하여 치유하는 것이 가장 바람직하다. 그러기 위해서는 막힌 신경을 풀어서 그 흐름을 개선시켜주어야 한다. 신경의 흐름이 좋아지면 점차 몸이 회복되고 무릎의 통증도 사라지게 된다. 오가 씨처럼 지팡이에 의지하여 걷던 사람이 지팡이 없이 걷게 되는 것은 결코 신기한 일이 아니다.

> 뇌출혈 후유증으로 뼈 마디마디가 아프던 증상이 한 달 만에 완화되어 정상적으로 걸을 수 있게 되고 혈압도 안정되었다
>
> 가가 아키코(57세 여성)

**갑자기 쓰러져서 움직일 수 없게 되었다**

2008년 스포츠센터에서 운동을 마치고 탈의실에서 한숨 돌리고 있을 때였다. 갑자기 엎드린 상태로 쓰러졌는데 몸을 움직일 수 없었다. 스포츠센터 직원이 구급차를 불러 바로 병원으로 실려 갔다. 그다음 일주일 동안은 의식을 회복했다가 잃기를 반복하여 기억이 흐릿하다.

나중에 알았지만 뇌출혈 발작이었다. 왼쪽 눈 뒤쪽에 있는 뇌시상이라는 부위에 출혈이 있었다고 한다.

혈압의 급상승이 원인인 것 같다고 했다. 나는 원래 혈압이 높은 편이 아니었는데, 출혈 직후에는 최대 혈압이 180mmHg까지 올

라간 적도 있었다(최대 혈압 기준치는 100~140mmHg).

결국 병원에 3주 동안 입원해 있었다. 입원 중에는 뇌출혈 후유증으로 몸 오른쪽을 거의 움직일 수 없었고 제대로 걷지도 못했다.

그 뒤 뇌혈관 전문 재활치료 병원으로 옮겨 2개월 동안 입원하여 치료를 받았다. 그 결과 오른쪽 손과 다리를 어느 정도 움직일 수 있을 정도로 회복되었다.

처음에는 평소처럼 걸을 수 있게 되고 일상생활에서 불편하지 않을 정도로 손을 움직일 수 있게 되어 다행이라 생각했다.

그런데 재활병원에서 퇴원하고 나서 오른쪽 팔과 다리를 비롯해 마비가 왔던 부위에 저림 증상이 나타나기 시작했다. 말 그대로 머리끝에서 발끝까지 몸의 절반이 저리고 뼈 마디마디가 아파서 참을 수 없었다.

통증이 밀려와 제대로 걸을 수 없었다. 나는 몰랐는데 다른 사람이 볼 때 다리를 끌면서 걷는 듯한 느낌이 든다고 했다. 그리고 바느질처럼 섬세한 작업은 가능한 반면 볼펜을 쥐고 글을 쓰는 것은 힘들었다. 게다가 허리가 뻐근한 느낌이 들어서 몹시 불쾌했다.

그때 정형외과 의사이면서 약물이나 수술 없이 카이로프랙틱으로만 치료를 한다는 마쓰히사 다다시 선생님의 명성을 듣게 되었다. 스물여섯 살의 아들이 마쓰히사 선생님의 치료를 받고 요통이 완치된 일도 있었기에 바로 진료 예약을 했다.

**다리를 끌며 걷던 증상이 사라지고 보폭이 넓어졌다**

마쓰히사 선생님은 척추를 어서스드민드해주었다. 흔히 카이로프 랙틱이라고 부르지만, 선생님이 시술하는 것은 정확히 말해서 고난도의 기술인 간스테드 카이로프랙틱으로 전혀 통증이 느껴지지 않는다. 너무도 싱겁게 치료가 끝나서 '이런 식으로 해서 나을 수 있을까' 하는 의구심이 들 정도였다.

나의 흥미를 끈 것은 치료를 마친 뒤에 마쓰히사 선생님이 가르쳐준 핀포인트 요법이었다. 이것은 귀 연결 부위의 뒤쪽을 눌러주는 건강법으로 신경의 흐름이 좋아지는 효과가 있다고 한다. 선생님은 내게 왼쪽 귀 뒷부분을 누르며 복식호흡을 하라고 했다(기본적인 방법은 127, 131쪽 그림 참조).

나는 정기적으로 마쓰히사 선생님의 진료소에서 치료를 받는 동시에 집에서는 핀포인트 요법을 틈틈이 실시했다.

이렇게 한 달쯤 지났을 무렵 반가운 변화가 찾아왔다. 우선 뼈마디마디가 아프던 증상이 사라졌다. 그 덕분에 오른쪽 다리를 자연스럽게 뻗을 수 있게 되었고, 보폭이 넓어지면서 다리를 끌며 걷는 일이 줄어들었다. 허리의 뻐근함도 사라졌다. 몸 오른쪽의 저림

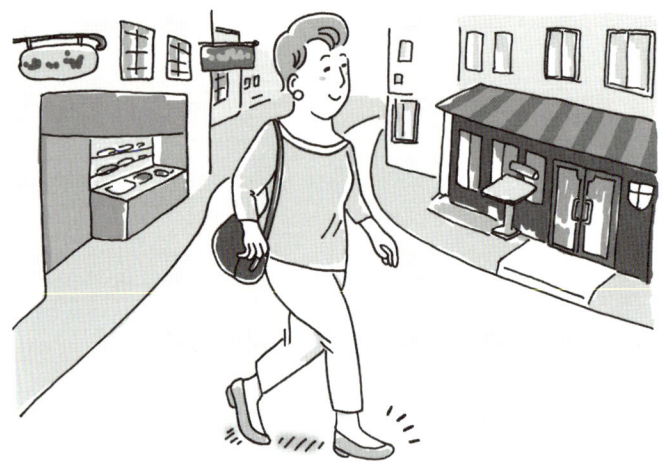

오른쪽 다리를 자연스럽게 뻗을 수 있다!

증상은 아직 남아 있지만, 일상생활이 이전보다 훨씬 편해졌다.

 높았던 혈압도 110~120mmHg으로 안정되었다. 이것은 아침에 혈압을 내려주는 강압제를 복용하기 전의 수치다. 의사는 혈압이 100mmHg 아래로 내려가면 약을 중단하자고 했는데, 계속 이 상태로 간다면 혈압약의 복용을 끊을 수 있을 것 같다.

 뇌출혈 후유증만큼 치료가 어려운 것도 없다고 한다. 그래서 이 정도로 나은 것만 해도 기적이라 생각한다. 몸 오른쪽의 저림 증상이 완전히 사라지고 정상적으로 글씨를 쓸 수 있을 때까지 꾸준히 치료를 받으며 핀포인트 요법을 실시할 생각이다.

**저자 코멘트**

뇌출혈이나 뇌경색과 같은 뇌혈관 장애를 시기별로 나눠보면 발병하고 얼마 안 된 시기를 '급성기', 그 뒤 단계를 '회복기', 그리고 퇴원이 가능한 단계 이후를 '만성기(유지기)'라고 한다. 급성기에는 자칫 잘못하면 생명을 잃을 수도 있으므로 무엇보다 생명을 구하는 것을 최우선으로 하여 치료를 진행한다. 회복기에는 뇌혈관 장애로 인해 마비된 팔다리를 훈련하고 신체의 손상된 기능을 회복시켜주기 위해 노력한다. 일반적으로 재활치료라고 부르는 것에서 기대할 수 있는 효과는 여기까지다.

만성기에는 재활치료를 받는다 해도 효과를 기대하기 어렵다. 즉 병원에서 '퇴원하세요'라고 하면 만성기에 접어든 것이다. 결국 많은 환자들이 치료를 포기하고 후유증과 함께 남은 삶을 살아가야 한다.

그러나 그런 인식에 사로잡혀 비관적이 되어서는 안 된다. 만성기 환자에게 핀포인트 요법을 적극적으로 실천할 것을 권한다. 그리고 자기치유력에 모든 것을 맡겨보기 바란다.

| 맺는 글 |

돌고래는 웃는다. 돌고래의 웃는 모습은 한없이 순수해서 그만큼 사람의 마음을 치유해준다.

감성 없이 머리만으로 사물을 이해하는 사람은 돌고래가 웃는다는 사실을 좀처럼 이해하기 어려울지도 모른다.

그러나 마음을 열고 지켜보면 돌고래가 웃고 있는 것을 알 수 있다. 진정한 웃음은 가슴에 와 닿기 때문이다.

영국의 약학박사이자 해양연구가로 유명한 호레이스 돕스는 돌고래가 우울증을 치료해주는 능력이 있다고 말한다. 이것은 단지 돌고래와 놀면 기분전환이 된다는 의미가 아니다. 우울증에 걸려 "나는 아무 가치도 없는 존재야"라며 침울해하는 사람이 돌고래와 접촉하게 되면 자기 존재를 받아들이게 되고, 자신의 진정한 가치를 깨달으면서 마음의 병이 치유된다. 이것을 '돌핀 테라피(Dolphin Therapy)'라고 한다.

우리는 인간이 가장 뛰어난 존재라고 믿지만 지구에는 인간보다 더 진화된 영혼을 지닌 존재가 있다. 바로 돌고래다.

이 책에서 여러 차례 언급했던 에너지 의학의 입장에서 보면 전 세계에 필요한 것은 돌고래가 가지고 있는 '사랑'과 '치유'의 에너지가 아닐까 한다. 2008년 11월 미국에서 돌아왔을 때 제일 먼저 그런 생각이 들었다. 그래서 다음 해 4월 가마쿠라에 문을 연 진료소 이름을 '가마쿠라 닥터 돌핀 진료소'라고 지었다.

나는 닥터 돌핀으로서 가마쿠라에서부터 국내 전역으로, 그리고 세계로 돌고래처럼 사랑과 치유 에너지를 전할 계획이다. 여러분에게 전하는 이 책은 그 첫걸음이다.

여러분이 건강하고 활기찬 본연의 모습을 찾는 데 도움이 된다면 기쁘겠다.